Anna Trökes | Yoga. 100 Seiten

AF635655

Reclam 100 Seiten

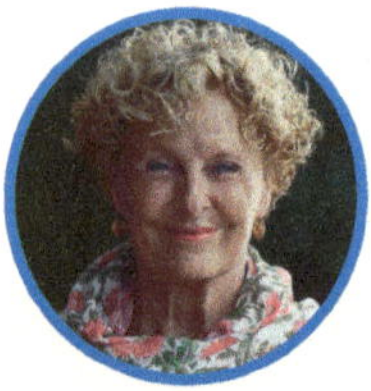

ANNA TRÖKES ist eine der Pionierinnen des Yoga in Deutschland: Sie unterrichtet seit 1974 und lehrt seit 1984 innerhalb der Ausbildungen des Berufsverbandes der Yogalehrenden Deutschlands.

Anna Trökes

Yoga. 100 Seiten

RECLAM

Der Verlag behält sich die Verwertung der urheberrechtlich geschützten Inhalte dieses Werkes für Zwecke des Text- und Data-Minings nach § 44 b UrhG ausdrücklich vor. Jegliche unbefugte Nutzung ist ausgeschlossen.

2024 Philipp Reclam jun. Verlag GmbH,
Siemensstraße 32, 71254 Ditzingen
Umschlaggestaltung: zero-media.net, München
Bildnachweis: S. 7: Wikimedia Commons / Public Domain Mark 1.0 Universell; S. 8: © shutterstock.com / Nila Newsom; S. 52: © shutterstock.com / Alexandra Lande; Autorinnenfoto: Nela König, © bei der Autorin
Umschlagmaterial: Creative Print, Schabert
Druck und Bindung: Esser printSolutions GmbH,
Untere Sonnenstraße 5, 84030 Ergolding
Printed in Germany 2024
RECLAM ist eine eingetragene Marke
der Philipp Reclam jun. GmbH & Co. KG, Stuttgart
ISBN 978-3-15-020679-9

www.reclam.de

Für mehr Informationen zur 100-Seiten-Reihe:
www.reclam.de/100Seiten

Inhalt

Prolog: Yoga – sehr alt – sehr bewährt – sehr modern

Als ich 1972 als junge Frau begann, regelmäßig Yoga zu üben, galt Yoga zwar noch als etwas exotisch, war aber in Deutschland bereits gut etabliert. Yogakurse in großer Zahl und Vielfalt gab es vor allem an den Volkshochschulen und an den Sportinstituten der Hochschulen und Universitäten. Private Schulen waren eher noch die Ausnahme, ihre Anzahl nahm aber zu dieser Zeit merklich zu.

Zu Beginn der 1970er Jahre setzte dann weltweit die Fitnesswelle ein, angeführt von den Aerobic-Kursen Jane Fondas. Da die verschiedenen Fitnessmethoden bald begannen, sich mit den Methoden des Yoga zu verbinden (Yogaerobics, Yogilates, usw.), waren schnell viele der Meinung, dass sowohl Fitness als auch Yoga gleichermaßen Modeerscheinungen seien und dass beide Bewegungen sich – einer Welle gleich – im Laufe der Zeit auch wieder abschwächen würden.

Doch war das Gegenteil der Fall, denn die in unzähligen Fitnessclubs sowie privat angebotenen Yogakurse sind heute fester Bestandteil unserer Lebenswelt geworden. Yoga ist in der

Mitte der Gesellschaft angekommen. Er gilt nicht mehr als exotisch, sondern – wie Fitness – als Teil unseres Lifestyles. Entsprechend hat sich eine milliardenschwere Industrie entwickelt, die uns alle Formen von Yogaaccessoires, Yogakleidung, Onlinekursen, Yogaausbildungen, usw. anbietet.

Viele Yogakurse werden inzwischen von den Krankenkassen als Entspannungsmethode finanziell gefördert und als eine wichtige und wertvolle Ergänzung zu Fitness (mit Kardio- und Krafttraining) gesehen.

Aber geht es wirklich nur um Entspannung?

Wenn man Menschen fragt, warum sie einen Yogakurs gebucht haben, steht meist der Wunsch im Vordergrund zu lernen, wieder entspannen und abschalten zu können. Außerdem haben viele der Teilnehmenden die Hoffnung, dass ein Yogakurs ihnen eine ganzheitliche Übungspraxis anbietet, in der sie in ihrer Gesamtheit gesehen werden: mit ihrer körperlichen und ihrer geistigen und emotionalen Befindlichkeit und unter Einbeziehung des Atems.

Menschen entscheiden sich für einen Yogakurs, weil sie es schätzen, dass es Yoga schon so lange gibt und dass seine Konzepte und Methoden eine Ansammlung der Erfahrung unzähliger Generationen von Lehrenden und Übenden sind, die immer wieder den Bedürfnissen der Zeit angepasst wurden. Durch eine solche Anpassung an unseren westlichen Lebensstil wurde es möglich, dass das Jahrtausende alte Wissen darüber, was Menschen brauchen, um ausgeglichen und gesund zu werden und es auch zu bleiben, heute noch aktuell und für jeden Menschen anwendbar und umsetzbar ist.

In letzter Zeit flammt in Europa und Amerika eine heftige Debatte über kulturelle Aneignung auf, die auch vor Yoga nicht Halt macht. Dabei wird hinterfragt, ob wir »Westler« uns Yoga als ein Kulturgut der Inder unerlaubt angeeignet und ihn durch die jahrzehntelange Berührung mit unserer Kultur und unseren Bedürfnissen verfälscht hätten.

Wenn man so wie ich seit Jahrzehnten immer wieder in Indien unterwegs war, wird jedoch schnell deutlich, dass auch in Indien sich die Aneignung von Yoga grundsätzlich verändert hat. Yoga ist auch dort zu einer Massenbewegung geworden, und populäre Gurus füllen täglich riesige Stadien mit ihren Anhängern, etwa für gemeinsame Atemübungen. Yoga gehört für die wachsende Mittelschicht besonders in den Städten heute genauso wie für uns zum Lifestyle, und wird wie bei uns in Fitnessclubs und Wellnessspas angeboten. Ich werde darauf im Kapitel *Yoga als Teil unseres modernen Lifestyles* noch etwas näher eingehen, möchte hier jedoch schon deutlich machen, dass Yoga eine Kraft innewohnt, die es möglich machte, dass er uns seit gut 3500 Jahren überliefert wurde und uns noch immer in den tiefen Bedürfnissen unseres Menschseins anzusprechen vermag.

Schauen wir jetzt aber, was sich eigentlich hinter dem Begriff Yoga alles verbirgt und warum sein Wissen auch für den modernen Menschen so hilfreich und förderlich ist.

Was ist Yoga? – Geschichte und Religion

Der Begriff Yoga geht auf die indoeuropäische Wortwurzel des Verbs *yuj* zurück, das früher oft mit »anjochen« übersetzt wurde. In diesem Verb schwingt allerdings mit, dass es eines gewissen Zwangs oder Nachdrucks bedarf, ein Tier (oder Körper und Geist) in ein Joch zu spannen.

Heute geht man eher davon aus, dass in unserem Nervensystem der Zustand der Einheit grundsätzlich angelegt ist und es deswegen nur geeignete Impulse braucht, damit dieser Zustand sich wieder einstellt. Deswegen nutzt man für *yuj* heute eher die Übersetzung: etwas verbinden (ursprünglich zwei Pferde zu einem Gespann vor einem Streitwagen), etwas vereinigen und damit etwas zusammenbringen, das eigentlich eher auseinanderstrebt, sowie etwas miteinander in Beziehung setzen.

Der Begriff Yoga steht somit in vielen indischen Traditionen auch für das, was wir als ein Resultat dieser Aktivitäten ansehen können. Yoga meint dann: Zustände der Einheit, des Einsseins und des Sich-Verbindens mit etwas Unpersönlichem wie dem eigenen Wesenskern oder dem Göttlichen. Unabhängig davon, wie er übersetzt wird, steht der Begriff Yoga aber immer für einen Erkenntnisweg und zumeist auch für einen Übungsweg.

Es ist verständlich, dass sich im Laufe der Jahrtausende auf dem riesigen indischen Subkontinent ganz unterschiedliche Sichtweisen unter der Bezeichnung Yoga entwickeln konnten. Aus diesem Grund wird Yoga in der indischen Philosophie auch nur als eine von sechs möglichen Sichtweisen auf die Welt (Darshana) gesehen.

Yoga und Hinduismus

Der Begriff »Sichtweise« macht deutlich, dass es sich um etwas sehr Subjektives und Veränderliches handelt. Entsprechend finden wir auch Yogaströmungen, die eher religiös ausgerichtet sind, und andere, die man sogar als dezidiert atheistisch beschreiben kann.

Damit lässt sich bereits ein weit verbreitetes Missverständnis klären, dass nämlich Yoga grundsätzlich etwas mit Hinduismus zu tun hat und man dann, wenn man sich auf Yoga einlässt, irgendwann zum Hindu wird. Das ist aber schon aus einem Grunde gar nicht möglich, weil der Hinduismus niemals missioniert hat. Man kann nur als Hindu geboren werden, aber nicht zum Hinduismus konvertieren!

Stattdessen hat sich im Laufe der vielen Jahrzehnte gezeigt, dass der Yogaweg mit seinen Konzepten und Methoden grundsätzlich allen Menschen offensteht, unabhängig davon, ob sie sich einer Religion zugehörig fühlen oder nicht. Viele langjährig Yogaübende berichten sogar, dass sie durch ihre Yogapraxis wieder zu einer ursprünglichen, nicht konfessionell ausgerichteten Form von Religiosität zurückgefunden bzw.

dass sie ihre eigenen religiösen und spirituellen Vorstellungen entwickelt hätten, durch die ihr Leben wieder mehr Sinn und Ausrichtung bekam.

Yoga wurde und wird in der indischen Tradition immer als ein offenes System verstanden. Wir können den Begriff Yoga deshalb als einen großen Strom sehen, in den viele Nebenflüsse einmünden, oder als ein weit gespanntes Dach, unter dem viele Sichtweisen und Methoden Platz finden. Auch wenn manche indischen Gurus einem weismachen wollen, dass es *den* ›klassischen‹ Yoga gibt, sagen uns doch moderne Forschungen der Indologie, der Religionswissenschaft und der Archäologie, dass dem nicht so ist. Ein solch festgefügtes, dogmatisches System hätte es vermutlich auch nie schaffen können, über so viele Jahrtausende hinweg mit all dem einhergehenden Wandel bedeutsam zu bleiben. Vielmehr ist es wohl gerade der Offenheit und Anpassungsfähigkeit der Konzepte und Methoden des Yoga zu verdanken, dass sie uns auch heute noch anzusprechen vermögen und uns oft in wirklich erstaunlicher Weise modern erscheinen.

3500 Jahre Yoga – ein Weg, viele Traditionen

Die Ursprünge des Yoga liegen bis heute im Dunkeln. Die ältesten Textzeugnisse, die Methoden beschreiben, die wir heute Yoga nennen würden, sind ab dem 7. Jahrhundert v. Chr. überliefert. Es wird aber in der indologischen Forschung ganz allgemein davon ausgegangen, dass es in den Jahrhunderten davor schon eine weit verbreitete mündliche Überlieferung yogischer Konzepte, Sichtweisen und Methoden gab.

Besonders in den indischen Yogaschulen und Instituten,

Aufgrund dieser Darstellung eines Mannes im Yogasitz aus der Induskultur wird angenommen, dass Yoga schon vor 5000 Jahren ausgeübt wurde.

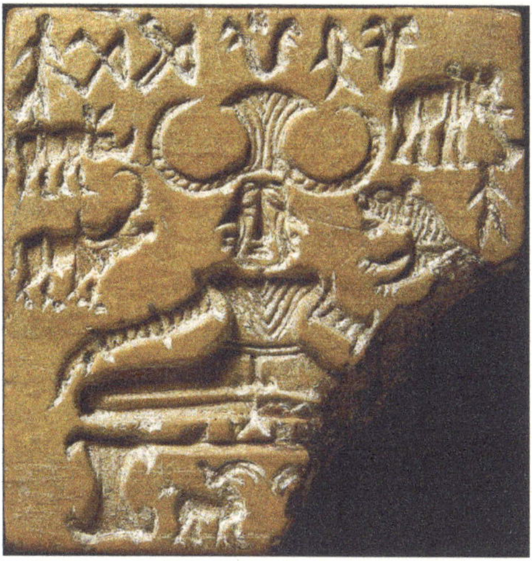

die Yogalehrausbildungen anbieten, hält sich jedoch hartnäckig das Gerücht, dass der Yoga schon vor ca. 5000 Jahren im Rahmen der Industal-Kultur entstanden sein soll, denn es wurden dort einige kleine Tontäfelchen gefunden, die einen Mann im Sitz mit gekreuzten Beinen zeigen, der als Yogahaltung interpretiert wird.

Da bis heute aber nur knapp ein Viertel der Überreste in den Grabungsstätten der beiden großen Städte Harappa und Mohenjo Daro freigelegt werden konnten und die Schrift dieser frühen Hochkultur bisher noch nicht entziffert wurde, wissen wir nur wenig bis nichts über das religiöse und spirituelle Leben der Menschen dieser Zeit.

Die Behauptung, dass der Yoga uralt sei, kann sich vor allem deswegen halten, weil in Indien alles, was sehr alt ist, als be-

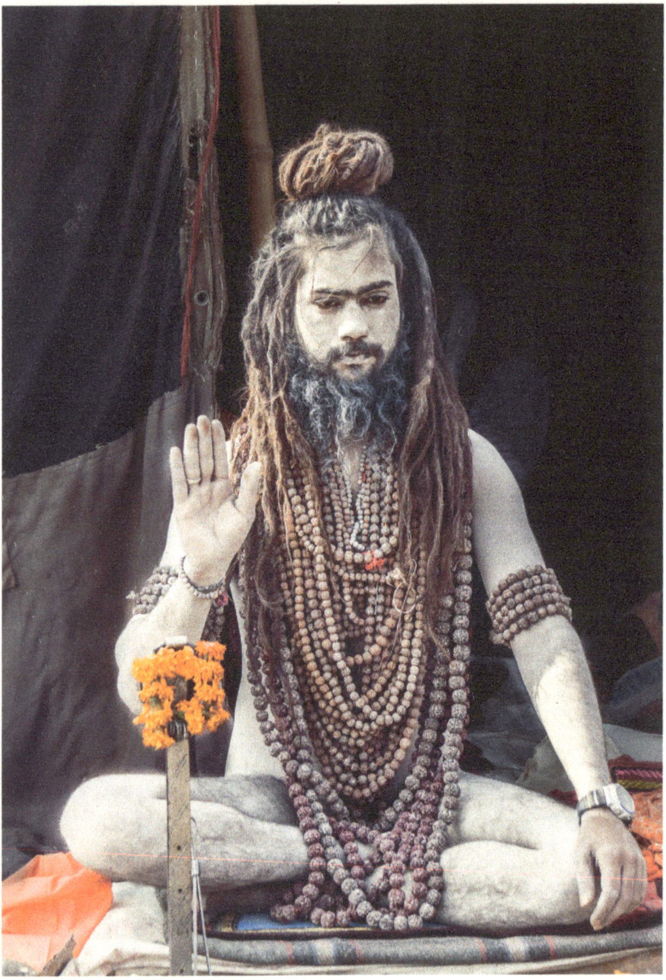

Sadhu beim Kumbha Mela

sonders verehrungswürdig und wertvoll angesehen wird. So trifft man in dieser Kultur immer wieder auf einen sehr lockeren und unkonventionellen Umgang mit Zeitangaben (was indische Menschen aber in keiner Weise zu stören scheint).

Askese und Fakirismus

Die frühesten Formen des Yoga waren, so nimmt man heute an, geprägt durch die Bevorzugung eines äußerst asketischen Lebensstils, in dem sich die Yogis ganz bewusst von allen weltlichen Belangen und Zielen lösten. Sie lebten in kleinen Gruppen in Waldeinsiedeleien oder zogen pilgernd kreuz und quer durch den riesigen indischen Subkontinent von einer heiligen Stätte zur nächsten.

Diese Lebensform begegnet einem bis heute in Gestalt der so genannten »heiligen Männer«, der Sadhus, die oft wenig bekleidet oder sogar nackt mit langen Haaren und mit Asche beschmiert in Gruppen durch Indien pilgern. Sie besuchen Kultstätten und heilige Plätze, in der Hoffnung, auf diese Weise Befreiung von der Welt und Erlösung von der Wiedergeburt zu erlangen. Wahrscheinlich hat jeder von uns schon mal ein Foto solch spektakulärer Gruppen Sadhus gesehen, wenn sie sich alle paar Jahre zu Tausenden zur Kumbha Mela am Ganges in Haridwar in Nordindien treffen.

Als einzelne Menschen die Erfahrung machten, dass eine konsequent gelebte Ausrichtung auf Askese eine große geistige Kraft ausdrückt, kamen sie auf die Idee, dass, wenn sie etwas Übermenschliches machen, wie zum Beispiel jahrelang nur auf einem Bein zu stehen und dabei einen Arm erhoben zu halten, ihre Willenskraft (Tapas) noch einmal extrem an Kraft gewinnen würde. Sie entwickelten die Vorstellung, dass sie dadurch die Macht bekämen, den Göttern, die in ihrem vedischen Himmel eher einen beschaulichen Lebensstil pflegten, ihren Willen aufzuzwingen. Von den vielfältigen Versuchen, einzelne Götter zu bestimmten Gunstbeweisen zu zwingen, zeugen zahlreiche Mythen. Deren Namen sind bis heute bekannt, denn einige dieser asketischen Yogis wurden zu Namensgebern von Yogahaltungen (z. B. Bhagiratta).

Die Yogis, die auch heute noch solche Askeseübungen zeigen, wollen natürlich nicht mehr den Göttern ihren Willen aufzwingen, sondern sich auf diese Weise ihren Lebensunterhalt verdienen. Interessant ist aber, dass sie mit ihrem bizarren Lebensstil sehr zu der noch immer gängigen Vorstellung beigetragen haben, dass Yoga zu üben letztlich bedeutet, lange in ungewöhnlichen Stellungen zu verweilen und sich zum Schlafen auf ein Nagelbrett zu legen. Und das, obwohl der Yoga alsbald ganz andere Wege einschlug.

Der Hang zur Askese, der sich in Indien bis in die Neuzeit gehalten hat, kennzeichnet eine der Wurzeln, auf denen die Methoden des Yoga jahrhundertelang gründeten. Eine andere Wurzel könnte, wie verschiedene Forscher vermuten, in den uralten schamanischen Traditionen des Himalayas liegen, die wie der Yoga immer auf Heilung und Transformation ausgerichtet waren.

Da uns aber wie gesagt keinerlei schriftliche Überlieferungen aus der Frühzeit vorliegen, lassen sich solche Vermutungen nicht beweisen. Die tatsächlichen Ursprünge des Yoga werden wohl weiterhin im Dunkeln bleiben müssen.

Der Yoga im Wandel der Zeiten

Im Laufe der vielen Jahrhunderte änderte sich die Sichtweise, mit der sich die Menschen in Beziehung mit dem Göttlichen stellten. Jede Sichtweise brachte ihre eigenen religiösen Konzepte hervor, in die der Yoga sich mehr oder weniger einzufügen vermochte. Dabei können wir in jeder neuen Sichtweise Spuren der vorhergehenden finden, wodurch sie immer komplexer wurden.

Es ist spannend, auf die Entfaltung und Veränderung dieser Sichtweisen vor allem unter dem Gesichtspunkt von Beziehungsstrukturen zu schauen, denn sie sind für uns Menschen immer viel aussagekräftiger und bedeutungsvoller als die reinen Fakten. Die Art und Weise, wie sich diese Beziehung entwickelt hat, zeigt auch gleichzeitig den Weg der Konzepte, mit denen wir bis heute im Yoga unterwegs sind und die uns immer wieder erfahren lassen, dass sie hilfreich, förderlich und unterstützend sind.

Die vedische Zeit

Nach der langen Zeit, in der der Yoga ausschließlich mündlich überliefert wurde, liegen uns ab der vedischen Zeit (ab ca. 1500 v. Chr.) schriftliche Zeugnisse in Sanskrit vor, die wir übersetzen und verstehen können.

»Veda« heißt Wissen. Es wurde in vier Texten zusammengefasst, nämlich dem Rig-Veda, dem Sama-Veda, dem Yayur-Veda und dem Atharva-Veda.

In diesen Texten ist das gesamte religiöse und weltliche Wissen der Zeit in Form von Hymnen an die Götter des vedischen Pantheons, in Liedern, Opferformeln und Ritualanweisungen zusammengefasst. Wir erfahren in diesen Texten viel über die Art und Weise, wie Menschen in dieser frühen Zeit versucht haben, sich mit dem Absoluten in Beziehung zu setzen.

Solch ein aktives Gestalten des Verhältnisses des Menschen zum Absoluten ist ein Anliegen, das zu der Zeit auftaucht, als der Homo sapiens sozusagen sein zweites »sapiens« bekam. Die Frühmenschen (Homo sapiens) waren noch ausschließlich damit beschäftigt, ihr Überleben zu sichern, so dass sie wenig Spielraum für solche Überlegungen hatten. Das eine »sapiens« steht hier für den intelligenten Umgang mit ihrer Lebenswelt und für bewusste Anpassung, für Lernen und Weitergabe von Wissen, etwa im Zusammenhang mit der Herstellung und dem Gebrauch von Werkzeugen.

Der Homo sapiens sapiens dagegen begann darüber nachzudenken, woher er kommt und wie seine Stellung in der ihm bekannten Welt ist. Vor allem begann man damit, zutiefst menschliche Fragen zu stellen: Wer bin ich? Warum bin ich anders als die Tiere? Was ist Tod? Was ist Geburt?

Das zweite »sapiens« beschreibt damit einen gewaltigen qualitativen Sprung in der Art, wie sich die Beziehung des Menschen zur Welt gestaltete, denn die Menschen wollten nun nachdenken, sie wollten wissen, sie wollten erkennen und das Erkannte einordnen können.

Die Texte der Vedas unterstützten die Menschen in diesen Erkenntnisprozessen. Sie gaben ihnen Anweisungen und Strukturen, wie sie mit dem Absoluten – hier: den Göttern des vedischen Pantheons wie Agni (Feuer), Vayu (Wind), Indra (Blitz), Surya (Sonne) und Soma (der Verwalter der gleichnamigen Lebenskraft) – in Beziehung treten können, um es günstig zu stimmen. Das Absolute war für die Menschen dieser Zeit alles das, was größer war als sie selbst, und das waren vor allem die Kräfte der Natur, denen sie sich etwa als Viehzüchter oder (Garten-)Bauern ausgeliefert sahen.

Die frühen vedischen Götter kann man entsprechend auch als Vorstellung verstehen, die eine Form und Struktur – und damit eine Gestalt – bekam, die es den Menschen ermöglichte, mit diesen Kräften in Kontakt zu treten und zu verhandeln. Von nun an konnte man diesen Kräften, denen in Form der Götter Gestalt gegeben wurde, Opfer darbringen, sie gnädig stimmen und sie sogar durch besonders reiche Opfergaben wie z. B. das »1000-Pferde-Opfer« gewissermaßen in Zugzwang bringen, den Menschen ihrerseits ein Übermaß an Gunst zu gewähren.

Später entwickelte sich aus diesen Ansätzen die sogenannte »Hinduistische Trinität«, die die drei Aspekte der göttlichen Wirkungskraft erfahrbar macht:

1. die Kraft, die erschafft (Brahma),
2. die Kraft, die erhält (Vishnu), und
3. die Kraft, die wandelt und zerstört (Shiva).

Auf diese Weise wurde es den Menschen möglich, nun nicht nur mehr mit den reinen Naturkräften, sondern auch mit den Prinzipien der Schöpfung, der Bewahrung und des Wandels zu kommunizieren.

Durch das Opfern in Form von Ritualen, Gebeten, bestimmten Verhaltensweisen (wie etwa Askese) entstand ein Raum, in dem die Menschen lernten, die Beziehung zum Göttlichen zu gestalten. Zunächst opferten sie vor allem materiell alles das, was ihnen wichtig war. Die Könige waren zuständig dafür, dass die Opferfeste bedeutend und wirkmächtig waren, damit ihr Volk sich sicherfühlen konnte, sollte z. B. eine Dürre oder Überschwemmung drohen.

Ein Mensch, der ein Anliegen an die Götter hatte, konnte sich jedoch nicht einfach irgendetwas ausdenken, um mit ihnen in Kontakt zu treten. Vielmehr musste er sich an die Priester wenden, die die Menschen seit frühester Zeit als Vermittler zum Göttlichen eingesetzt hatten. Das galt sowohl für die einfachen Menschen als auch für die Herrscher. Um mit dem Göttlichen zu kommunizieren, wurde somit immer jemand dazwischengeschaltet – im kulturellen Kontext Indiens waren dies die Mitglieder der Priesterkaste, die Brahmanen. Nur sie wussten, mit welchen Gebeten und Opferritualen (Pujas) die Götter zu erreichen waren, ein Wissen, das sie im Laufe der Zeit so genau und vielfältig ausdifferenzierten, dass es keinem Menschen aus einer anderen Kaste mehr zugänglich war.

Die Götter hatten (und haben bis heute) gewissermaßen »Sprechstunde«. Sie konnten nur an bestimmten, genau festgelegten Tagen und Uhrzeiten angesprochen werden. Und das auch nur dann, wenn man ihnen bestimmte (die richtigen) Blumen und Früchte und andere Opfergaben anbietet. Außerdem sind sie nur über die richtigen Gebetsformeln ansprechbar und erreichbar. Und dafür brauchte es auch noch die richtige Sprache: die heilige Sprache Sanskrit, deren Kenntnis lange ausschließlich den Brahmanen vorbehalten war. Deshalb hüteten sie ihr Wissen wie einen Schatz, und so wurde ihr Wissen ein geheimes Wissen, zu dem nur sie Zugang hatten und das so in den Familien von Generation zu Generation mündlich weitergegeben wurde.

Brahmanen stellten und stellen ihr Wissen und ihre Dienstleistungen seit jeher gegen Bezahlung zur Verfügung. Deshalb ist jeder Tempel im Grunde genommen ein Wirtschaftsunternehmen, von dem die brahmanischen Familien leben, die den Tempel unterhalten und in dem sie sich tagtäglich um die Götter kümmern.

Das bedeutete: Der vedische Mensch konnte gar nicht hoffen, dass er mit seinen existenziellen Fragen durch direkten Kontakt zu den Göttern oder durch Nachschlagen in den Vedas Antworten erhielt, denn der Zugang zum Göttlichen war den normalen Menschen in jeder Beziehung versperrt.

Zu bedenken ist auch, dass die Antworten, die ein Brahmane dem Menschen auf seine Fragen gab, mit Sicherheit bewusst formuliert waren. Sie waren (und sind) gefiltert durch eine ritualisierte Sprache, durch spezielle Konzepte – und durch Machtinteressen.

Man kann sich also gut vorstellen, dass die wesentlichsten Fragen der Menschen »Wer bin ich? Wo komme ich her? Wo gehe ich hin?« nicht beantwortet werden konnten, denn ihre Beziehung zum Göttlichen blieb immer einseitig.

Das war sicher einer der Gründe, warum die alten Naturgötter (Wind, Sonne, usw.) nach und nach an Bedeutung verloren und sich allmählich etwas abstraktere Konzepte wie das von Vishnu als Erhalter und Bewahrer durchsetzen konnten. Trotzdem blieb das Göttliche für die Menschen ein von ihren Vorstellungen aufgeladenes Konzept. Sie hofften, dass eine in das Universum und die Natur hinein projizierte Vorstellung eines Gottes an ihnen und ihrem Wohlergehen ein Interesse hätte und sich deshalb ihrer annehmen und sie schützen würde.

Aber die Menschen verstanden allmählich, dass das nicht funktionieren konnte. Sie wurden zunehmend unzufrieden mit ihrem religiösen Leben, denn sie blieben immer – unabhängig davon, wie viel sie zahlten oder wie viele Pferde sie opferten – auf ihren tiefsten Fragen sitzen. Und dieses Unvermögen der vedischen Religion, eine spürbare und erfahrbare Beziehung der Menschen mit den Göttern herzustellen, bewirkte einen bedeutenden Paradigmenwechsel.

Die upanishadische Zeit

In den folgenden Jahrhunderten, in der Zeit des »vierten Vedas«, dem Vedanta, lässt sich ein intensiver Prozess der Verinnerlichung beobachten: Alles wurde nach innen genommen: das göttliche Prinzip und auch das Opfer.

Die Texte, die uns davon berichten, sind die Upanishaden, die uns ab ca. 1500 v. Chr. (mit der Brihadarayaka Upanishad und wahrscheinlich auch der Isha Upanishad) überliefert sind.

Was veränderte sich? Der Mensch kam als gestaltendes Individuum ins Spiel.

In der Zeit der Vedas standen vor allem die Götter und Priester im Mittelpunkt allen Interesses, während die Menschen durch das Wissensprivileg und die damit verbundene Macht der Brahmanen in Abhängigkeit und Unselbständigkeit gehalten wurden. Das bedeutete, dass die Menschen sich nicht als Bestandteil der Schöpfung erfahren konnten und sie wenig Spielraum hatten, ihr Leben eigenverantwortlich und frei zu gestalten.

Der Begriff Upanishad beschreibt sehr gut, was sich in der Beziehung der Menschen zu Vidya – dem Wissen – veränderte, denn er bedeutet »nahe (beim Guru) sitzen«.

Was meint zu dieser Zeit der Titel »Guru«? Er bezeichnet einen Menschen brahmanischen Ursprungs, der in einem Haus mit seiner Familie lebt, der Tiere (Kühe) hält, ein wenig Landwirtschaft (Bananenstauden, Papayabäume, Kokospalmen) betreibt. Der Guru lebte also ein ganz normales Leben als »Haushälter«. Normalerweise sammelte er täglich eine Schar heranwachsender Jungen um sich, um sie zu belehren – oft unter einem Banyanbaum, wo sie ganz dicht bei ihm saßen.

Diese Jungen (aus der Kaste der Brahmanen und der Krieger) wurden von ihren Eltern meist mit Beginn der Pubertät in das Haus des Gurus gebracht, wo sie dann viele Jahre mit dessen Familie lebten. Der Guru war so für eine lange und prägende Zeit so etwas wie ihr Ersatzvater.

In den täglichen Zusammenkünften wurden die heiligen Texte gelernt, indem sie gemeinsam rezitiert und – ganz wichtig – über sie Gespräche geführt wurden! Die jungen Menschen bekamen dadurch Gelegenheit, Fragen zu stellen.

In der Zeit der Upanishaden ging es plötzlich um Kommunikation, um Fragen und Hinterfragen. Das betraf nicht nur die Schüler, sondern auch den Lehrer. Die Fragen der Schüler konnten Themen ins Spiel bringen, über die auch der Lehrer noch nicht nachgedacht hatte und die ihn dann dazu brachten, über das Gelehrte nachzudenken und es zu hinterfragen. Es entstand dadurch eine horizontale Kommunikation (im Gegensatz zu der vollkommen vertikalen, hierarchisch organisierten Kommunikation in der vedischen Zeit), in der eine Atmosphäre geschaffen wurde, die es überhaupt erst möglich machte, die Lehren des Yoga auch wirklich *zu vermitteln.* Mit anderen Worten: Die großen Fragen des Lebens »Wer bin ich? Wo komme ich her? Wo gehe ich hin? Wie gestalte ich mein Leben?« konnten nur in einer solchen Atmosphäre diskutiert werden und Antworten finden.

In der Zeit der Upanishaden wurde – wie gesagt – viel verinnerlicht, allem voran und am wesentlichsten: das göttliche

Prinzip. In dieser Zeit wurde entsprechend das Konzept des Selbst (Atman) entwickelt. Atman, das Selbst, wurde in eine unmittelbare Beziehung zu Brahman, dem Absoluten, gesetzt, und zwar dergestalt, dass Atman als der individuelle Ausdruck des Absoluten gesehen wurde. Anders ausgedrückt:

Brahman = Das absolute Selbst
Atman = Das individuelle Selbst

Man stellte sich vor, dass das Göttliche Prinzip (Brahman) sich in das Individuum hineinsenke und in ihm – als Atman – seine Ausdrucks-, Gestaltungs- und Daseinsmöglichkeit finden würde.

Brahman an sich wurde als formlos und vollkommen frei von Zuschreibungen als reines Bewusstsein beschrieben.

Brahman konnte nur über Atman, das Selbst eines Menschen, mit seinem Körper und seinen Sinnen, erfahrbar werden.

Diese Sichtweisen wurden niedergelegt in den »Großen Sätzen«, den Mahavakyas. Sie bilden die Kernaussagen des Vedanta. Hier einige von ihnen:

- Atman = Brahman (das meint: Atman ist gleich Brahman / Brahman zeigt sich im Atman)
- Tat tvam asi = Das bist Du (d. h.: Du bist Atman und Brahman) (Chandogya Upanishad)
- Soham = Ich bin das (Ich bin Atman und Brahman)

Die Aussagen dieser Mahavakyas gingen damit auf die essentiellen Fragestellungen der Menschen ein: »Wer bin ich, wo komme ich her und wo gehe ich hin?«

Diese Änderung der Sichtweise hatte bedeutende Auswirkungen, denn wenn die Menschen mit ihrem Atman Bestandteil des Brahman sind, dann brauchen sie nicht mehr in einen Tempel zu gehen, um – mittels hochkomplizierter, teurer Rituale, die sie in einer Sprache, die sie nicht verstehen, ausführen lassen müssen – in Kontakt mit dem Absoluten bzw. dem Göttlichen zu treten.

Die Menschen konnten sich nun selber in sich mit dem Absoluten verbinden und auf diese Weise eine innige, nahe und sehr persönliche Beziehung zum Göttlichen herstellen.

Die Upanishaden widmen sich dem Thema des Selbst in vielerlei Hinsicht: Viele der upanishadischen Texte sind seiner Beschreibung (besser: Umschreibung) gewidmet.

Das Selbst wird beschrieben als formlos und vor allem völlig unabhängig von jeder Form – ohne Anfang und Ende, als etwas, das – sich selbst genügend – immer weiter besteht: unverletzbar, unzerstörbar. Dieses Konzept und diese Lehre wurden zur Kernbotschaft des Yoga!

Die Sichtweise hat unmittelbaren Einfluss auf die Weltsicht des Einzelnen, von dem auch die Upanishaden berichten: Wenn etwa ein Mensch in Kontakt mit seinem eigenen Selbst/Atman kommt, ist er in der Lage, dies auch in allen anderen Menschen zu sehen: »Erkennst Du es in Einem, erkennst Du es in allen!«

Damit wird es auch möglich zu verstehen, dass alle Wesen durch ein großes Netzwerk – Brahman, das Absolute – miteinander verbunden sind. Später, im Tantra, wird dieser Gedanke als Advaita – bzw. Nicht-Zweiheit – als das Konzept der untrennbaren Verbundenheit von Bewusstsein und Energie, von Shiva und Shakti, wieder aufgenommen werden.

Die epische Zeit

Die Konzepte eines ewigen und unzerstörbaren Wesenskerns (Atman/Selbst) und der unauflöslichen Einheit des Absoluten und des Individuellen Selbst blieben bis in die Gegenwart eine der wesentlichen Grundlagen der Yogalehren des Advaita, der *Nicht-Zweiheit* von absolutem und individuellem Sein. Sie bilden die Grundlage der Narrative und Geschichten, die in den beiden großen Epen Indiens, dem Ramayana und dem Mahabharata, erzählt werden.

Die Bhagavadgita

Die Lehren des Advaita zeigen sich besonders deutlich in der Bhagavadgita. Dieser berühmte Text wurde als sechstes Kapitel in das Mahabharata eingefügt, ein großes Epos, das zwischen 400 v. Chr und 200 n. Chr. entstanden sein soll. Die Gita, wie sie zumeist genannt wird, ist wie die meisten Yogatexte eine Zusammenfassung (Kompilation), in der das Wissen und die Sichtweisen eines Zeitalters mit speziellem Augenmerk auf die zu dieser Zeit als wichtig erachteten spirituellen Themen zusammengefasst wurden. Aus diesem Grund wird dieser Text als so bedeutend angesehen, dass er als der fünfte Veda bezeichnet wird, was ihm als Ausdruck der höchsten Wahrheit dieselbe Autorität zuschreibt, wie sie die Veden haben.

Die Gita gilt neben den Upanishaden als die wichtigste Schrift der indischen Kultur, denn sie wird als das Fundament für alle Konzepte der indischen Spiritualität angesehen. Aber während die Upanishaden sich bei ihren Belehrungen immer an die Kinder höherer Kasten wendeten und sich auf eine Umgebung bezogen, die mit Rückzug und Askese einem, modern gesprochen, Retreat entspricht, werden von der Gita die Menschen aller Kasten angesprochen, da sie tief in der hinduistischen Religiosität verankert ist. Der Text erörtert Konflikte und Probleme, denen sich jeder Mensch irgendwann in seinem Leben einmal stellen muss: Er interessiert sich dafür, wie man im Alltag seine Probleme und Krisen bewältigen kann: indem man lernt, in Gott vertrauend, über ihnen zu stehen.

Vor allem jedoch ist die Bhagavadgita für unser Thema deshalb von Interesse, weil in ihr vier Yogawege dargelegt werden. Und die mit diesen vier Wegen verbundenen Wege bzw. deren Themen sind auch für uns moderne Menschen relevant, selbst wenn ihnen eine religiöse (vishnuitische) Weltsicht zugrunde liegt.

Der Text ist ein Lehrgespräch oder, modern ausgedrückt: ein intensives Coaching zwischen Arjuna und seinem Lehrer und Wegbegleiter Krishna. Der Gott Krishna begegnet uns hier als jemand, der den Menschen die grundlegenden Sichtweisen der heiligen Schriften der Vedas in Verbindung mit den neueren Sichtweisen der Upanishaden nahebringt. Gleichzeitig bezieht Krishna aber auch vielfach Gedankengut des Samkhya in seine Darlegung der Yogawege ein (dazu später mehr).

Obwohl für uns heute ausschließlich die psychische (seelische) Ebene der Gita von Bedeutung ist, lohnt es sich doch, einen Blick auf die Rahmenhandlung zu werfen, um den beschriebenen Konflikt besser verstehen zu können.

Die Rahmenhandlung

Die im Epos Mahabharata geschilderte Familiengeschichte ist mythisch, so wie wir das aus Sagen und Märchen kennen, denn in einer solchen Form lassen sich symbolische und archetypische Inhalte sehr gut in populärer Weise vermitteln.

Die Bhagavadgita schildert den Konflikt zwischen zwei Familien, den Kauravas und den Pandavas, die einem gemeinsamen Clan angehören.

Die beiden Brüder Pandu (›der Bleiche‹) und Dhritarashtra (›der Blinde‹) waren die Gründungsväter und Könige der beiden Familien, die über zwei kleine Königreiche in Nordindien nahe dem heutigen Delhi herrschten. Die Beziehung zwischen ihnen wird im Mahabharata als komplex und kompliziert dargestellt, da die Kauravas mit diversen Listen die Pandavas um ihren Thronanspruch gebracht haben. Weil alle Verhandlungen der Pandavas mit ihren Vettern, den Kauravas, scheiterten, soll nun der Anspruch auf die Herrschaft auf dem Schlachtfeld namens Kurukshetra ein für alle Mal geklärt werden. Das Heer der Pandavas soll von dem Prinzen Arjuna befehligt werden, der als der beste Bogenschütze und als einer der besten Krieger seiner Zeit gilt.

Krishna begleitet schon lange beide Familien als Freund und Lehrer. Er bietet seine Hilfe an in Form seiner Truppen oder indem er selbst den jeweiligen Heerführer als Wagenlenker begleitet. Die Kauravas wählen Krishnas gut ausgebildete Truppen, während Arjuna sich bewusst für Krishna entscheidet, damit dieser ihm als Ratgeber in der Schlacht zur Seite stehen kann.

Als sich beide Truppen auf dem Schlachtfeld gegenüberstehen, sieht Arjuna unvermutet auf der anderen Seite weniger die Feinde seines Clans, sondern vielmehr seine Verwandten und seinen geehrten Lehrer. Das löst bei ihm eine Welle von Mitgefühl aus, denn er erkennt, dass sein Handeln sehr viel Leid hervorrufen könnte. Dadurch verliert er auf einen Schlag jeglichen Kampfeswillen und fühlt sich außerstande, diese Menschen zu töten, obwohl ihm klar ist, dass er bewusst vom Schicksal ausersehen wurde, das vielfache Unrecht zu beenden, das sein Clan erleiden musste. Dieser innere und für Arjuna unlösbare Zwiespalt bewirkt, dass er eine Art Nervenzusammenbruch erleidet.

In dieser verzwickten Situation beginnt die Belehrung der Gita. Krishna erkennt den Ernst der Lage sofort. Als Verkörperung des Gottes Vishnu hat er die Macht, die Zeit anzuhalten und auf diese Weise erst einmal Ruhe ins Geschehen zu bringen. Wieder wird er zum Lehrer Arjunas, um mit ihm zu klären, wie er sich aus seiner Verwirrung und Handlungslähmung befreien kann, um dann die Belange seines Clans angemessen zu vertreten und für ihr Recht und die Wiedererlangung der allgemeinen Ordnung (des Dharma) zu kämpfen.

Am Ende wird Arjuna wieder handlungsfähig und nimmt mit seinen Kriegern den Kampf auf, der zu einer weitgehenden Vernichtung der Kauravas (und damit der destruktiven Kräfte ihrer Egos) führt. Die Pandavas bekommen ihr Königreich zurück, das sie fortan mit Klugheit und Güte in Weisheit regieren werden.

Die symbolische Ebene der Handlung

Diese fantastische Erzählung hilft, die Konflikte, die durchgängig auf seelischen Vorgängen in den Handelnden beruhen, deutlich herauszuarbeiten, denn alles, was berichtet wird, ist symbolisch zu verstehen.

Auch die beiden Hauptcharaktere der Bhagavadgita sind im höchsten Maß symbolisch angelegt: Krishna steht für die Farbe Schwarz und Arjuna für die Farbe Weiß. Im Verständnis der indischen Kultur steht Weiß für etwas, das verändert und beeinflusst werden kann, also für das Unstete und Wandelbare, während Schwarz als Farbe immer sie selbst bleibt und damit das Konstante und Unwandelbare symbolisiert.

Auch die beiden Zweige des Clans erscheinen zunächst wie weiß und schwarz, wie böse und gut. Für ein Lehrgespräch wäre aber eine derart undifferenzierte Sichtweise nicht hilfreich, denn wie sollte man dann Arjunas Zögern angesichts der zwingenden Notwendigkeit verstehen, die Kauravas zu bekämpfen?

Was macht die Gita für uns bis heute so interessant? Das ist vermutlich ihr Verzicht auf jegliche Schwarz-Weiß-Malerei. Sie zeigt uns, dass es in dieser Situation gerade nicht um einen Kampf zwischen Gut und Böse, sondern um all die Konflikte in unserem eigenen Leben und unserem eigenen Umfeld geht.

Krishna erklärt Arjuna, auf der Grundlage welcher inneren Einstellungen wir Menschen mit Aggression, Verlusten und Leiden umgehen können. Und er hilft Arjuna zu verstehen, wie wir damit klarkommen können, wenn solche unangenehmen Handlungen, wie sie jetzt von ihm erwartet werden, umgesetzt werden müssen. Es sind die Methoden des Yoga, die Arjuna helfen werden zu erkennen, worum es eigentlich geht, und die ihn unterstützen, wieder zu der Ruhe und Klarheit zu kommen, die ihn befähigen, sich bewusst für sein Handeln zu entscheiden und damit mit sich und der Welt in Frieden zu sein. Um mit ihm diesen Weg der Klärung zu gehen, erläutert Krishna Arjuna die vier Yogawege (der Bhagavadgita):

1. den Yogaweg der Erkenntnis (Jñana-Yoga),
2. den Yogaweg der Verinnerlichung, des Stillwerdens und der Meditation (Dhyana-Yoga),

3. den Yogaweg der Tat (Karma-Yoga) und
4. den Yogaweg der Hingabe an etwas Größeres, an das Göttliche (Bhakti-Yoga).

Die Yogawege der Bhagavadgita

Wie wir gesehen haben, geriet Arjuna am Beginn der Schlacht in einen Zustand, in dem ihn zwei Sichtweisen in einen unlösbaren Konflikt hineinzogen, dass es ihn schier zerriss. Das Gefühl, nicht mehr ein noch aus zu wissen, weil er auf jeden Fall Unrecht begehen und Leid verursachen würde – entweder für die Seinen oder die Anderen –, bewirkte seinen Zusammenbruch und seine vollkommene Handlungsunfähigkeit.

Es ist schlicht und einfach genial, dass Krishna das sofort erkennt, dass Arjuna in seiner Verwirrung und Verstörtheit keinem der üblichen Argumente (»Reiß Dich zusammen! Sei ein Mann! Sei ein Krieger!«) zugänglich ist. Deswegen hält er mit seiner göttlichen Macht die Zeit an. Er nutzt diesen »zeitlosen Zeitraum« zunächst, um Arjuna zu bitten, sich aufzurichten und ruhig zu atmen – zwei Maßnahmen, von denen wir heute wissen, dass sie direkt unserem Nervensystem helfen, wieder aufnahme- und verständnisfähig zu werden. Nachdem Arjuna wieder ansprechbar ist, erklärt Krishna ihm nochmals die Situation: warum es so wichtig ist, diesen Kampf zu führen.

Die beiden Begriffe, die helfen, dass Arjuna sich innerlich wieder sortieren kann, sind Dharma und Svadharma. Sie sind beide nicht nur zentral in der Gita, sondern auch generell überaus bedeutungsvoll in der indischen Kultur:

Der Begriff Dharma bezeichnet die ›höhere Ordnung‹, die ›Weltordnung‹. Er gründet von der Wurzel dhar für halten, Halt.

Dharma ist das, was Halt gibt, was einen Menschen hält bzw. trägt – wie etwa ein Geländer oder auch abstrakt sein Wissen. Halten meint hier einen wachen, bewussten Kontakt aufnehmen und das zwanglose Aufrechterhalten dieses Kontaktes.

Halt entsteht auch dadurch, dass man Verantwortung übernimmt, denn Verantwortung zu tragen stärkt unser Selbstbewusstsein – und das gibt uns inneren Halt und stärkt damit den Dharma, also das große Ganze.

Die Gita führt nun aus, dass dann, wenn wir das, was getan werden muss, mit dieser inneren Verfassung ausführen, Gewinn, Anerkennung oder Ruhm von alleine kommen werden, und zwar idealerweise auch aus uns selber. Wichtig aber ist (und das wird in der Gita am Beispiel Arjunas besonders deutlich) vor allem das Tun und damit das Übernehmen von Verantwortung. Kurz:

Wenn etwas für uns passt, stimmig ist und uns Halt gibt, dann sollten wir das machen. Mit diesem Tun erfüllen wir dann unser Svadharma und folgen unserer inneren Berufung. Handeln in Übereinstimmung mit der inneren Berufung ist immer sinnhaftes Handeln. Es gibt unserem Leben eine gute Ausrichtung, hat Sinn und Beständigkeit in allem Wandel.

In der Zeit, in der die Gita entstand, waren die Rollen- und Kompetenzzuschreibungen für die Angehörigen der verschiedenen Kasten noch vollständig und klar definiert. Da Arjuna in die Kaste der Krieger Kshatriyas hineingeboren und als Krieger erzogen worden war, ist es offenkundig und zweifellos seine Berufung (sein Svadharma), alles zu bekämpfen, was entweder die höhere oder die gesellschaftliche Ordnung gefährden könnte. Krishna macht ihm verständlich, dass er deshalb die ihm zugedachte Aufgabe ausführen muss, damit die Ordnung seiner Lebenswelt nicht noch mehr in Schieflage gerät. Dieses Fähigwerden, das Wesentliche klar zu erkennen, wird hier »Yoga der Erkenntnis« (Jñana-Yoga) genannt.

Übertragen auf uns moderne Menschen bedeutet das, dass wir heute erkennen und verstehen müssen, was unserer Lebenswelt im engeren und weiteren Sinn Halt gibt und was ihre Ordnung erhält. Dem Dharma zu dienen bedeutet heute z. B. bewusstes Konsumieren, klimafreundliches Handeln, gewaltfreies Kommunizieren und Handeln sowie als Bürgerinnen und Bürger Schutz der Demokratie.

Auch in der modernen Welt macht es sehr viel Sinn, sich Gedanken über sein Svadharma zu machen, also darüber, warum man in dieses Leben unter genau diesen Umständen gerufen wurde, denn dadurch bekommt das eigene Leben Ausrichtung und Sinnhaftigkeit.

Nachdem Arjuna mit Krishnas Hilfe erkannt hat, was die tiefere und umfassendere Bedeutung seiner Aufgabe in diesem Kampf ist, braucht er Zeit, um das Erkannte zu überdenken und in sich wirken zu lassen. Die Yogawege der Bhagavadgita folgen entsprechend einer inneren Ordnung. Sie sind wie Trittsteine zu verstehen, die die Yogini bzw. der Yogi Schritt für Schritt führen. Im Rahmen einer oft ein Leben lang andauernden Praxis der Reflexion, der Verinnerlichung und der Einübung entrollt sich die Erkenntnis prozesshaft. Er führt über das verstandesmäßige Verstehen (Jñana) zu innerer Klarheit und tiefer Einsicht, die in der Meditation gewonnen werden. Aus diesem Grunde ist der nächste Schritt der Weg der Meditation (Dhyana-Yoga). Erst dann folgt der Weg des Handelns (Karma-Yoga) in Form eines klar durchdachten und entschiedenen Umsetzens dessen, was jeweils getan werden muss.

In der Gita bedeutet es aber auch, dass Krishna Arjuna verständlich macht, dass er ihn als Werkzeug braucht, denn er selbst kann sich als Verkörperung (Avatar) eines Gottes nicht aktiv in die Angelegenheiten der Menschen einmischen. Um das zu verdeutlichen, gibt er Arjuna zu verstehen, dass er, unabhängig davon, ob er aktiv oder passiv ist, immer in irgendeiner Weise handelt – denn man kann nicht nicht handeln!

Diese weise und zeitlose Erkenntnis, die uns der Text der Gita schenkt, macht deutlich, wie wichtig es ist, sich der eigenen Absichten bei jedem Tun oder Lassen bewusst zu werden und die Konsequenzen immer sehr genau und differenziert gegeneinander abzuwägen.

Krishna bringt noch eine dritte wesentliche Überlegung bezüglich des Handelns ins Spiel, indem er Arjuna sagt: »Du hast ein Recht zu handeln, aber kein Recht auf die Früchte dieses Handelns.« Das bedeutet: Arjuna muss alles tun, um das umzusetzen, was sein Volk (und stellvertretend dafür sein Heer) von ihm als Heerführer und Bogenschütze braucht. Er hat jedoch kein Recht dazu, so erklärt ihm Krishna, bestimmte Resultate seines Handelns zu erwarten, denn sein Handeln wird sich immer in einen größeren Plan einfügen, den er weder erkennen noch verstehen kann. Es reicht völlig aus, dass Arjuna einsieht, dass sein Handeln als Heerführer für sein bedrohtes Volk und für den Dharma sinnstiftend ist.

Es geht im Karma-Yoga also weniger um die Erfüllung von Erwartungen und um Resultate, als vielmehr um das Vertrauen in die Sinnhaftigkeit des eigenen Svadharma, das einen zu bestimmten Handlungen ›ruft‹. Damit klären sich auch die Absichten, die uns zum Handeln motivieren. Indem Arjuna sich dieser Sinnhaftigkeit unterordnet, befreit er sich von seinen Zweifeln.

Die vier Yogawege der Bhagavadgita

Jñana-Yoga – der Weg der Erkenntnis:
Hier geht es zunächst darum zu erkennen, wodurch ein Problem, eine schwierige Situation oder sogar eine Gefahr entstanden ist und in welcher Weise es oder sie sich darstellt. In einem zweiten Schritt geht es darum zu erkennen, was man unternehmen sollte und was möglich ist, um eine Lösung herbeizuführen. Diese Analysen und Überlegungen sind pragmatisch und intellektuell.

Dhyana-Yoga – der Weg der Meditation, um zu Einsicht zu finden:
Krishna empfiehlt Arjuna, sich mit den so gewonnenen Erkenntnissen in die Stille zurückzuziehen. Es braucht die Stille für das Spüren, für ein mehr intuitives Abwägen und die Erfahrung von Stimmigkeit bzw. noch vorhandenen Unstimmigkeiten für eine klare und sichere Entscheidungsfindung. Wenn wir etwas einsehen, dann sind wir nicht nur mit unserer ganzen Lebenserfahrung gefragt, sondern in der Stille kann sich auch unser emotionales Erfahrungsgedächtnis (die Somatischen Marker, gerne auch »Bauchgefühl« genannt) »zu Wort melden«.

Karma-Yoga – der Weg des Handelns:
Die so gewonnenen Entscheidungen können nun in Verhalten und Handlungen umgesetzt werden. Dann entspricht das Handeln dem Maßstab Krishnas: »Yoga ist bewusstes Tun!« Arjuna soll tun, was getan werden muss, ohne sich für die Früchte seines Handelns zu interessieren.

Bhakti-Yoga – der Weg der Hingabe:
Das hat damit zu tun, dass kein Mensch wissen kann, was sein Handeln – sei es auch noch so wohl überlegt – schlussendlich für ihn selbst und für das große Ganze bewirkt bzw. bewirken wird. Deshalb empfiehlt Krishna Arjuna, sein Tun ihm – dem Gott, der die Welt erhält und ihr Wohlergehen in einer keinem menschlichen Wesen möglichen Perspektive im Blick zu behalten – »zu opfern«. Bhakti-Yoga bedeutet, das zu tun, was man im Moment als das Beste erkennt, dabei aber tief zu vertrauen, dass das Göttliche (hier Krishna) einen zum Wohle aller Wesen leitet.

Es ist daher sehr wichtig, dass wir die symbolische Ebene dieser Lehre immer uns im Bewusstsein behalten! Es geht nicht um ›blinden Gehorsam‹, sondern darum, achtsam und klar einfach nur das zu tun, was getan werden muss.

Arjuna erkennt, dass er als Werkzeug des Dharma ausersehen ist und deshalb seinen Gegnern zu Leibe rücken muss. Er versteht aber auch, dass er die Konsequenzen seines Handelns nicht ermessen kann, denn dazu ist seine Perspektive nicht weit genug.

Da Menschen immer nur eine begrenzte Einsicht in die Tragweite ihres Handelns haben können, empfiehlt Krishna Arjuna, ihm sein Handeln zu opfern. Das ist der Weg der liebenden Hingabe (Bhakti-Yoga): Wenn Arjuna sich ihm als dem höheren Prinzip verpflichtet, kann er seine Verantwortung an Krishna als die welterhaltende Kraft abgeben und ihm so zum Wohle der Gemeinschaft und der Weltordnung dienen. Arjuna opfert damit seine individuellen Bedenken und

Einwände und unterwirft sich einer umfassenden Perspektive, wie sie nur einem Gott möglich ist.

Gerade wegen dieser Botschaften ist die Bhagavadgita in der Moderne sehr kritisch betrachtet worden, denn der Verdacht, dass Arjuna von Krishna manipuliert und zum Töten der vermeintlich bösen Kräfte instrumentalisiert wird, liegt nahe. Wir wissen heute, wie gefährlich es sein kann, wenn eine politische Sichtweise dazu benutzt wird, das angeblich Böse auszurotten. Für die Menschen der indischen Kultur jedoch ist Krishna in der Reinheit seiner Absichten, die Welt zu schützen und den Menschen als Freund und Lehrer zur Seite zu stehen, über jeden Verdacht erhaben.

Und so wird die Lektüre der Bhagavadgita in uns modernen Menschen sicher viele Fragen aufwerfen, während sie uns gleichzeitig viele grundlegende Denkanstöße über grundlegende Fragen unseres Daseins und Handelns in dieser Welt schenkt.

Loslösung von religiösen Einflüssen

In den folgenden Jahrhunderten löste sich der Yoga zunehmend von religiösen Einflüssen, die im Hinduismus gegründet waren, und öffnete sich mehr und mehr anderen Sichtweisen wie dem Buddhismus und dem Samkhya, die wir heute als rational oder sogar wissenschaftlich bezeichnen würden.

Allgemein auf die Einflüsse des Buddhismus näher einzugehen würde den Rahmen dieser kleinen Einführung sprengen. Dort, wo diese Einflüsse jedoch Teil des Yoga wurden, sollen sie erwähnt werden. Buddha selbst soll viele Jahre ein asketischer Yogi der ›alten Schule‹ gewesen sein, fühlte sich jedoch auf die Dauer so eingeengt, dass er einen eigenen Erkenntnis- und Übungsweg erschuf, der als Mittlerer Weg bis heute Gültigkeit hat.

Samkhya

Ab ca. 450 v. Chr. entstand etwa zeitgleich mit den Lehren Buddhas eine Sichtweise auf die Welt, die Samkhya (›Aufzählung‹) genannt wird. Teile seiner Theorien und Lehren finden sich in allen anderen Lehren bis ca. 700 n. Chr., denn es erschuf eine Reihe von Konzepten und Begriffen, die sich überall dort gut einfügen ließen, wo es darum ging, Zustände und vor allem Prozesse zu beschreiben.

Die Lehren des Samkhya gründen auf der Erkenntnis der Allgegenwärtigkeit und Unvermeidbarkeit von Leid (Duhkha). Es heißt in dieser Weltsicht, dass alle Menschen, unabhängig davon, zu welcher Kultur und zu welcher Kaste sie gehören, ständig Leid erfahren, dem sie zu entkommen trachten.

Samkhya benennt drei Hauptursachen des Leids:

1. Leid entsteht in der Person selbst durch physisches und psychisches Leiden aufgrund von Dysbalancen in der körperlichen und/oder seelischen Gesundheit (verursacht durch Affekte wie Liebe, Zorn, Gier, Verwirrung, Illusion, Neid und Lustlosigkeit).
2. Leid kommt von außen, wird also verursacht durch Feinde, gefährliche Tiere, giftige Pflanzen.
3. Leid kommt von himmlischen Mächten = verursacht durch das Wetter, Naturgewalten, Naturkatastrophen.

Es geht zunächst nun darum zu erkennen, dass man dem Leid nicht ausweichen kann – und in einem nächsten Schritt, was einem Leid verursacht hat.

Erkenntnis (Viveka) und Wissen (Jñana) werden als der einzig mögliche Weg der Befreiung verstanden, denn Samkhya gilt als die Wissenschaft, die das unterscheidende Wissen vom Entfalteten, Unentfalteten und Wissenden behandelt. Es möchte alle Menschen aus dem Zustand von Nichtwissen, Irrtum und Verwechslung (Avidya) zum Wissen (Vidya) führen.

Dabei vertritt der Samkhya eine Weltsicht des Dualismus (Dvaita), also der Annahme, dass ein nicht aufzulösender Gegensatz zwischen Geist und Natur (Materie) besteht.

Der Geist-Anteil des Menschen wird als sein Selbst und sein Wesenskern (Purusha) angesehen. Dabei gilt das Selbst als eine unvergängliche und vollkommen unabhängig von allem Erschaffenen existierende Kraft, die immer und unter allen Umständen unabhängig und getrennt von der Natur bleibt. Sie ruht untätig in sich und ist als reiner Geist ein vollkommen unbeteiligter Beobachter.

Die Natur (Prakriti) dagegen ist unablässig aktiv in das Schöpfungsgeschehen involviert, indem ständig etwas entsteht, besteht und vergeht. Sie entfaltet sich und ist dem Wandel unterworfen. Zu ihr gehören nicht nur alle unsere Fähigkeiten wahrzunehmen oder zu handeln, sondern auch unser individueller Geist und unser Bewusstsein, denn auch diese sind stets beeinflussbar und wandelbar.

Um dem Leid zu entgehen, empfiehlt Samkhya, dass wir uns vollkommen von der Natur abwenden und uns so idealerweise immer mehr mit dem reinen, unwandelbaren und durch nichts zu berührenden Geist identifizieren. Diese Versuche werden allerdings ständig von unserer Natur sabotiert. Diese Natur wird im Samkhya als ein weibliches Wesen angesehen, das ohne Unterlass vor dem (männlichen) Purusha tanzt und auf diese Weise versucht, dessen Aufmerksamkeit zu erregen. Um diesen ständigen Verführungsversuchen zu entgehen, so heißt es in den Schriften des Samkhya, müsse man seine Natur abtöten, indem man sich immer tiefer in meditative Zustände versenkt, um so die Sinne dergestalt von der äußeren und inneren Welt zurückzuziehen, dass sich jeder Kontakt zu ihr allmählich auflöst.

Die obengenannte Sichtweise einer absoluten Trennung zwischen einem reinen, bewussten Geist (Purusha) und allem Gewordenen, einer aktiven, unbewussten Natur (Prakriti) wurde im Laufe der Zeit (ungefähr von 700 n. Chr. an) jedoch zunehmend hinterfragt und teilweise sogar abgelehnt, so dass der Samkhya als eigenständige philosophische Strömung immer mehr verschwand. Von ihm blieben vor allem seine Konzepte, mit deren Hilfe er erklärt, wie sich die verschiedenen Phänomene unserer Wirklichkeit entwickeln und wie sie zueinander in Beziehung stehen.

Woraus die Welt sich zusammensetzt – Die Gunas

Gunas (urspr.: ›Schnur‹, ›Faden‹; später: ›Eigenschaft‹, ›Qualität‹) nennt man im Samkhya jene Kräfte, aus denen die Urmaterie Prakriti besteht. Nach den Vorstellungen des Samkhya setzt sich die Urmaterie aus den folgenden drei Gunas zusammen:

1. Tamas (Trägheit, Dunkelheit, Stabilität),
2. Rajas (Rastlosigkeit, Bewegung, Energie) und
3. Sattva (Klarheit, Güte, Harmonie).

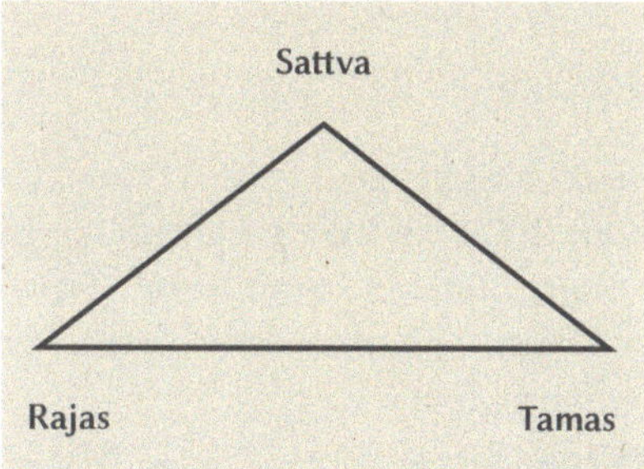

Gunas

Alle drei Gunas bilden gemeinsam das Gewebe der Natur. Sie sind so aufeinander bezogen, dass das eine ohne das andere nicht denkbar ist. Das graphische Bild des Dreiecks, das die Wirkweise der Gunas wiedergibt, zeigt ihr Aufeinander-Bezogensein und ihre Interaktion.

Die Tatsache, dass Sattva-Guna oben auf der Spitze des Dreiecks balanciert, legt nahe, dass es sich dort in einem äußerst instabilen Gleichgewicht befindet. Gerade aber dieses Immer-wieder-aus-dem-Gleichgewicht-Fallen gilt Samkhya als das, was alle Veränderungen antreibt und somit für allen Wandel in der Welt, vor allem jedoch auch für das unaufhörliche Aktivsein unseres ständig bewertenden und wählenden Geistes verantwortlich ist. Entsprechend versuchte man in der Praxis des Samkhya, den Geist so zu stabilisieren, dass er in einen sattvischen Zustand kommt, von dem es heißt, dass er die Welt der Erscheinung verschwinden lässt, da sich in absoluter Stille und Bewegungslosigkeit die Natur (Prakriti) nicht entfalten kann.

Sobald allerdings der sattvische Zustand des Gleichgewichts durch etwas wie z. B. eine äußere Einwirkung gestört wird, kommt es zu einem Entfaltungsprozess vom Feinstofflichsten zum Grobstofflichen, der gemäß den Vorstellungen des Samkhya ein Schöpfungsprozess ist.

Dabei entspringt zunächst aus der Urmaterie etwas, das in den Schriften »Buddhi« (›kosmische Intelligenz‹ oder ›höhere Vernunft‹) genannt wird. Daraus entwickelt sich Ahamkara, also das Ich-Bewusstsein, mit den Ego-Strukturen, aus denen sich Manas, das persönliche, durch Prägungen bestimmte Denkvermögen eines jeden Menschen erschafft. Das Ego und die individuelle Ausprägung des Verstandes kommen zwar einer Begrenzung gleich, sind aber unverzichtbar, damit Menschen dann wiederum miteinander in Gesellschaften leben können.

Die Prägungen, die der Geist durch seine Sozialisation empfangen hat, wirken sich aus auf die Art und Weise, wie ein Mensch über seine Indriyas (›Sinnesorgane‹) die Welt erfährt und das Erfahrene mittels seiner Jñanendriyas (›Erkenntnisfähigkeiten‹) bewertet und einordnet. Die Strukturen seines Egos bedingen gemeinsam mit seiner geistigen Verfassung und seinen Erkenntnis- und Bewertungsschemata dann das Verhalten, das sich in den Karmendriyas (dem ›Tatvermögen‹ bzw. dem ›Handeln‹) eines Menschen äußert. Alle diese Eindrücke beginnen wir dann mittels der fein- und grobstofflichen Elemente zu verkörpern: Wir werden, was wir denken, wie wir fühlen und wie sich aus diesem unser Verhalten und Handeln erschafft.

Tief verborgen in den Hüllen dieses Verkörpertseins ruht nach der Sichtweise des Samkhya der Purusha, den jeder Mensch als ein tiefes, stilles Zeugenbewusstsein in sich trägt, der aber in der Regel von den vielen dynamischen Aspekten der Prakriti vollkommen verdeckt wird und der deshalb meist nie erfahrbar wird.

Mit dem Konzept der Tattvas konnte der Weg beschrieben werden, als bestünde er aus hintereinandergelegten Trittsteinen, mit dem sich geistige Prinzipien zu einer erfahrbaren Form materialisieren. Genau diese Trittsteine markieren aber auch den Weg zurück in den Zustand des Purusha des reinen, ewig in sich ruhenden Geistes. Da die Vorstellung des Purusha in sich ganz neutral bleibt, konnte sie von vielen Yogawegen übernommen werden – also sowohl von dem atheistischen Weg, wie er im Yogasutra beschrieben wird, als auch von den mystischen Ansätzen, wie sie sich ab 600 n. Chr. im Tantra entwickelten.

Der Yogaweg des Samkhya

Wie bereits erwähnt, wurde im Samkhya allein schon die Tatsache, geboren zu sein, als Ursache für Leid angesehen, denn zu leben bedeutet immer auch ständigen Wandel und vor allem Vergänglichkeit. Da alle Menschen in der Regel bewusst über ihre Sinnesorgane in Kontakt mit ihrer inneren und der äußeren Welt stehen, sind sie ständig Begierden und Abneigungen, Angst und einer stetigen, nie endenden Sorge um ihr Ego ausgeliefert, dass sie sich als angreifbar, verletzlich und als im Besonderen der Vergänglichkeit unterworfen erfahren.

Der Yoga des Samkhya sieht es deswegen als Hauptaufgabe an, die Sinne zu entmachten: Natürlich soll der Mensch noch immer über seine Sinne die Welt zur Kenntnis nehmen, doch soll die Beziehung zu dem Wahrgenommenen zunehmend austrocknen, indem der Mensch sich mehr und mehr seiner automatischen Bewertungen »angenehm/unangenehm« oder »möchte ich haben / möchte ich vermeiden« bewusst wird und sich ihrer Wirkkraft entzieht. Ziel ist es, dass die Sinneseindrücke den Menschen nicht mehr berühren. Abgekoppelt von allen Empfindungen, Gefühlen und Bewertungen soll – so die Vorstellung – sein Geist dann von allem unberührt rein und klar über allem schweben. So ein Mensch lebt dann zwar in der Welt, hat sich aber gefühlsmäßig völlig von ihr abgewandt und abgetrennt und kann deshalb auch kein Leid mehr erfahren.

Dieser Weg mag für manche intellektuell verständlich und auch reizvoll sein. Da er aber schlussendlich bedeutet, sich vollkommen sowohl von der äußeren Welt als auch von der eigenen inneren Welt in die kühle, stille Einsamkeit des Purusha zurückzuziehen, fand er in der von großer Lebendigkeit und Sinnlichkeit geprägten Lebenswelt Indiens nur wenige Anhänger. Kurz: Die Denkansätze des Samkhya wurden übernommen, seine lebensfeindliche und weltabgewandte Sichtweise aber verschwand weitestgehend aus der spirituellen Landschaft des Subkontinents.

Was ist Yoga? –
Sichtweisen und Hintergründe

Das Yogasutra

Der »Leitfaden (Sutra) des Yoga« entstand wahrscheinlich zwischen der Mitte des 4. bis 5. Jahrhunderts unserer Zeitrechnung. Es wird Patañjali zugeschrieben, der das Yogawissen wohl sowohl als Autor als auch als Redakteur zusammenstellte. Das Yogasutra wird heute als das älteste auf Sanskrit erhaltene autoritative Lehrwerk des philosophischen Yoga angesehen und wird von so gut wie allen Yogatraditionen als Grundlagentext anerkannt. Es umfasst 195 Verse (Sutras), die in vier Kapiteln wesentliche Konzepte des Yoga und einen klar gegliederten achtgliedrigen Übungsweg (Ashtanga-Yoga) beschreiben.

Erkenntnis- und Geistesschulung

Das Yogasutra gründet einerseits in den Sichtweisen des Samkhya, nimmt aber andererseits auch Konzepte des Buddhismus auf, dessen Lehren zu dieser Zeit in Indien noch sehr verbreitet waren. Der Begriff Yoga wird hier als *Erkenntnis* verstanden und nicht – wie vorher zu Zeiten der Upanishaden und der Bhagavadgita – als *Vereinigung*. Die Schrift, die auch Yogashastra (›die Wissenschaft vom Yoga‹) genannt wird, widmet sich deshalb vor allem der Erkenntnis- und Geistesschulung. Es geht wie schon im Samkhya und Buddhismus darum zu analysieren, warum wir Menschen immer wieder Leid erfahren, und was wir tun können, um davon frei zu werden.

Der Text schenkt uns besonders in seinen ersten beiden Kapiteln eine genaue und zeitlose Betrachtung der Strukturen und Funktionsweisen unseres menschlichen Geistes und sensibilisiert auch uns moderne Leser:innen dafür, auf welche Weise wir uns die leidhaften Erfahrungen selber stets aufs Neue erschaffen. Um das erkennen zu können, beschreibt uns der Text sowohl die Antarayas (›Hindernisse‹), die (wie etwa übermäßiger Zweifel) bewirken, dass unser Geist sich in Probleme verwickelt, als auch die Kleshas (›tiefsitzenden mentalen Störfelder‹), wie etwa Angst, die in unserer biologischen Ausstattung angelegt sind, von denen wir uns aber nicht beherrschen lassen sollten.

Yoga wird im Yogasutra definiert als chitta vritti nirodha, als ein vollkommenes zur Ruhe Kommen der Aktivitäten des Geistes. Der Begriff Vritti, der die Aktivitäten unseres Geistes wie Wahrnehmung, Annahme, Konzeptbildung, Erinnerung und Schlaf umschreibt, gründet in der Wortwurzel vrt (›wählen‹). Das deutet darauf hin, dass etwas in unserem Geist ständig auswählt, *was* es wahrnimmt und *wie* es das Wahrgenommene bewertet, *was* es *wie* erinnert, welche Konzepte es bevorzugt und welche es ablehnt und in welchem Maße wir mental anwesend sind oder auch nicht. Dieses Wählen geschieht aber in der Regel nicht bewusst, sondern wir wählen

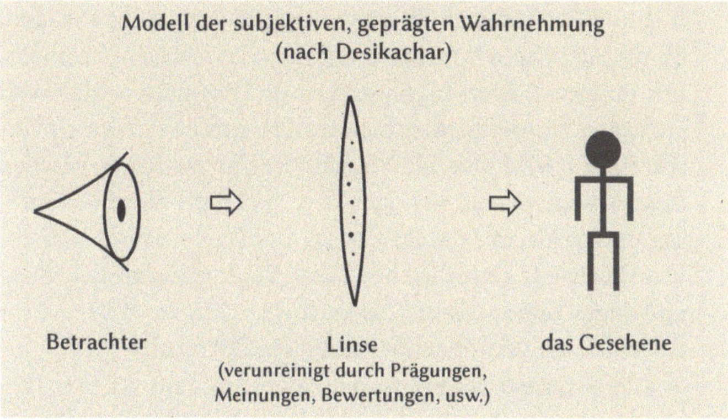

Das Wahrnehmende – die Linse der Prägungen – das Wahrgenommene

unbewusst auf der Grundlage unserer Samskaras (›Prägungen‹), die wir im Laufe unserer Erziehung und unserer schulischen und gesellschaftlichen Sozialisation als Bewertungsmuster, Ansichten und Meinungen erlernt haben.

Das, was unsere Sichtweise geprägt hat, bewirkt vor allem durch die angelernten Bewertungsmuster individuell mehr oder weniger ausgeprägte Verzerrungen all dessen, was über die Sinne in unser Bewusstsein tritt. Eine der stärksten Verzerrungen bezieht sich dabei erfahrungsgemäß auf die eigene Person, die in ihrem ursprünglichen (kindlichen) So-Sein so geformt bzw. um anderes beschnitten wurde, dass sie sich möglichst nahtlos in den gesellschaftlichen Kontext einfügen konnte, in den sie hineingeboren wurde.

Das Yogasutra hinterfragt jedoch dieses Geprägtwerden nicht, da diese Prägungen für Menschen, die in Gesellschaften leben, nun einmal unverzichtbar für den sozialen Zusammenhalt und Frieden sind. Es bietet uns jedoch an zu überprüfen, ob die Art, wie wir mit unserem Denken, Fühlen, Erinnern, mit unseren Bewertungssystemen und Meinungen der Welt begegnen, uns selbst eher belastet oder uns Erleichterung verschafft. Es wird also im Yogasutra nicht zwischen falschen bzw. schlechten und richtigen bzw. guten geistigen Aktivitäten unterschieden, sondern es wird vielmehr danach gefragt, was sie jeweils eigentlich bewirken. Verdunkeln sie den Geist und engen seine Sicht auf die Welt ein? Oder bewirken sie im Gegenteil ein Weiterwerden und mehr Offenheit?

Diese Fragestellung ist folgenschwer und kann einen tiefgehenden Bewusstwerdungsprozess anstoßen, der dazu führen will, dass ein Mensch bewusster wählt, was und wie er denkt, wie er bewertet und auf welchen Sichtweisen er sein Leben gründen möchte.

Gleichzeitig lädt uns das Yogasutra ein, unter den dicken und dichten Schichten unseres Gewordenseins unser wahres, authentisches Sein zu entdecken. Der Text sagt uns, dass erst dann, wenn die Aktivitäten des Geistes mit allen ihren Tendenzen vollkommen zur Ruhe gekommen sind, wir in Kontakt mit Svarupa, unserem Wesenskern, kommen können und dass der Weg in diesen Zustand des Yoga nur über ein immer stiller Werden der Gedanken, Gefühle und Meinungen führen kann.

Um uns diesem Zustand anzunähern, ihn zu erreichen und ihn eventuell sogar irgendwann einmal auch über längere Zeit aufrechtzuerhalten, müssen wir ständig Abhyasa betreiben, müssen wir uns ständig bemühen. Dieses Bemühen muss getragen werden von einem Interesse, das aus unserem Inneren erwächst. Es muss genährt werden von Shraddha (›dem Vertrauen‹) in den Yogaweg, und es soll begleitet werden von einer inneren Gelöstheit und von Vairagya (›Gleichmut‹), in der unsere Erfolge wie unser Scheitern gleichermaßen gut aufgehoben sind.

Der Yogaweg des Yogasutra

Das zweite Kapitel widmet sich der Beschreibung des Sadhana (›des Übungsweges‹). Gleich im ersten Sutra werden uns wichtige Wegweisungen für die Praxis gegeben. Sie soll folgende Qualitäten in sich vereinigen:

- Tapas, also innere Glut, Begeisterung, Verzicht auf anderes zugunsten der eigenen Praxis,
- Svadhyaya, also Selbsterforschung, um immer wieder das rechte Maß dieser Praxis zu bestimmen, und
- Ishvara pranidhana, also Anerkennung von aktuellen oder grundsätzlichen Begrenzungen, aber auch davon, dass es eine weitere und umfassendere Perspektive gibt als die eigene.

Zwischen diesen beiden anfeuernden bzw. begrenzenden Elementen ist sinnvollerweise die Selbsterforschung gesetzt, die ständig geschult werden soll, damit die Übenden immer differenzierter, genauer und somit achtsamer mit ihren Möglichkeiten umgehen können, so dass sie ohne zwanghaft zu werden, ihr inneres Feuer lodern lassen und ohne sich zu sehr zu schonen, doch auch ihre Grenzen achten.

Diese Wegweisung gilt im Grunde genommen für all unser Tun, sei es auf der Yogamatte oder im Alltag – es ist angewandte Achtsamkeit und damit ein kluges Selbstmanagement.

Der Übungsweg selbst gleicht einer Kette mit acht (Ashta) Gliedern (Anga), bei der jedes Glied für die Gesamtheit der Kette unverzichtbar ist und jedes Glied gleichzeitig auf die sieben anderen einwirkt. Die chronologische Aufzählung ist den Gegebenheiten der sprachlichen Gestaltung geschuldet und stellt deswegen nicht – wie so oft angenommen – eine Reihenfolge oder gar eine Stufenfolge dar. Die acht Glieder beschäftigen sich mit

1. Yama, unserem Umgang mit der Welt.
   Dieser soll sich auszeichnen durch Ahimsa bzw. Gewaltlosigkeit, Satya bzw. Aufrichtigkeit in der Kommunikation und im Handeln, durch Asteya, also den Verzicht, sich fremdes Gut aneignen zu wollen, durch Brahmacharya, d. h. Mäßigung im Denken und Handeln, sowie und durch Aparigraha, also die Fähigkeit, sich auf das zu beschränken, was man wirklich braucht.
2. Niyama, unserem Umgang mit uns selbst.
   Dieser soll sich auszeichnen durch Shauca, also einen reinlichen Umgang mit unserem Körper, aber auch mit unserem Denken, durch Santosha, also Zufriedenheit, durch Tapas, also das rechte Bemühen und die rechte Begeisterung, durch Svadhyaya, also stete achtsame Selbsterforschung, sowie durch Ishvara pranidhana bzw. die Hingabe des eigenen Handelns an einen größeren Zweck: Die letzten drei Niyamas decken sich in der Begrifflichkeit mit den drei Qualitäten der Übungspraxis, werden aber in der Regel etwas anders interpretiert.

3. Asana – der Körperübungspraxis.
Das Sutra weist darauf hin, dass die Yogahaltungen die Qualitäten Sthira (›Stabilität‹) und Sukha (›Mühelosigkeit‹) erfahrbar machen sollen. Wir können diese erreichen, indem wir übend immer wieder für uns herausfinden, was die genau angemessene Anstrengung ausmacht, und überflüssige Anspannung lösen. Der Text empfiehlt uns, uns in der Übungspraxis auf Ananta (›die Unendlichkeit‹) auszurichten und nicht naheliegenden Zielen nachzujagen, sowie auf die Erlangung von mehr Beweglichkeit oder größerer Kraft. Und Patañjali sagt uns, dass dann, wenn wir in Asana lernen, ein Gleichgewicht zwischen Anspannung und Gelöstheit zu finden, wir auch im Alltag besser mit solchen Gegensatzpaaren werden umgehen können.
4. Pranayama – der Atemschulung.
Das Yogasutra beschreibt unsere alltäglichen unbewussten Atemmuster als unregelmäßig und oft stockend, da das Atemgeschehen immer auf jede kleinste Beunruhigung des Geistes reagiert. Das Beenden dieser unbewussten Atmung bildet den Einstieg in Pranayama. Die eigentlichen Techniken bestehen dann darin, kontinuierlich achtsam und angemessen zunächst auf die Ausatmung, dann auf die Einatmung und schließlich auf die Atempausen einzuwirken. Die Ausatmung steht dabei an erster Stelle, weil sie für das Loslassen mentaler und körperlicher Anspannung und für alle Prozesse innerer Reinigung steht. Das Einatmen steht seinerseits für alles, was wir aufnehmen, was uns füllt und nährt. Diese Funktionen können allerdings erst dann wirklich zur Wirkung kommen, wenn wir ihnen vorher durch eine entspannte, tiefe Ausatmung Raum verschafft haben.

Die Pausen in der Atemfülle, vor allem aber in der Atemleere, wirken (wie wir heute wissen) über unser vegetatives Nervensystem direkt auf unser Bewusstsein und unseren Geist ein. Idealerweise werden im Laufe des kontinuierlichen Übens Atem und Geist immer stabiler und ruhiger. Der Text sagt uns, dass dann, wenn der Geist und der Atem ganz still geworden sind, all die Schleier weggezogen werden, die sonst eine klare Erkenntnis verhindern.

Interessant ist, dass wirklich die gesamte Yogatechnik nur auf dieses äußerste Stillwerden des Atems abzielt. Was dann entsteht, wird im Yogasutra »Turiya« bzw. »der vierte Zustand« genannt. Er wird als ein nichtalltäglicher, außergewöhnlicher Bewusstseinszustand angesehen, der durch große Klarheit und tiefes intuitives Verstehen gekennzeichnet ist. Damit ist der Weg frei für noch feinere Wahrnehmung und Erkenntnis.

5. Pratyahara oder das Nach-Innen-Ziehen der Sinne.
   »Pratyahara geschieht, wenn der Geist in der Lage ist, seine gewählte Richtung beizubehalten und die Sinne sich nicht wie gewöhnlich mit den Objekten, die sie umgeben, verbinden.« (YS 2.54 in der Übersetzung von Desikachar, S. 94). Im Grunde genommen widmet sich dieser Übungsschritt also der Regulierung der Sinne, die unsere Aufmerksamkeit immer wieder ablenken. Es geht somit um die Schulung der Aufmerksamkeitsnetzwerke in unserem Gehirn, die in der Lage sind, uns immer wieder bewusst zu machen, wenn der Geist zu wandern beginnt, und die uns damit befähigen, erneut den Fokus zu setzen. Dabei ist es wichtig, dass man überhaupt merkt, dass der Geist abschweift!
6. Dharana (Ausgerichtet-Bleiben).
   Dharana meint, dass man innerlich ausgerichtet und fokus-

siert bleibt, weil das, worauf die Aufmerksamkeit und Achtsamkeit ausgerichtet wird, einen zutiefst interessiert – wie etwa das eigene Atemgeschehen oder die Erfahrung des eigenen Seins im inneren Raum. Wenn uns etwas wirklich interessiert, dann bleiben wir ausgerichtet.

7. Dhyana (Versenkung, Meditation).
   Aus der Versenkung entsteht oft ein meditativer Zustand, ein Zustand, in dem wir ein intuitives Verständnis für das entwickeln, worauf wir uns mit unserem vollen Interesse ausgerichtet haben.
8. Samadhi/Kaivalya (vollkommene Stille aller mentalen Muster).
   Manchmal geschieht es, dass wir uns so vollständig einer inneren Empfindung (wie etwa dem Durchströmtsein von Leben) oder einer äußeren Erfahrung (wie etwa in der Natur) öffnen, dass wir ganz in ihr aufgehen. Der Text kennzeichnet diesen Zustand, der Samadhi genannt wird, dadurch, dass wir vergessen, wer wir (als Person) sind. Das bedeutet, dass das Ego sich aus all seinen Prägungen, Begierden, Abneigungen und Sorgen völlig zurückzieht. Dann bleibt nur noch das als Erfahrung übrig, was zu Beginn des Textes »Svarupa« (»die eigene Form«) genannt wird. Ein Mensch in Samadhi erfährt sich also in seinem Wesenskern oder seinem eigentlichen Selbst.

Das Yogasutra beschreibt diese Erfahrung zusätzlich noch mit dem Begriff »Kaivalya«. Er ist ganz typisch für die Sichtweise dieses Textes, denn er bedeutet: frei zu sein. Man wird frei, weil man sich von allen Identifikationen und Anhaftungen, durch die man sein Ego definiert, gelöst hat. Ein Mensch, der sich im Zustand von Kaivalya befindet, ist für diese Zeit wie befreit von den Einflüssen all jener Prägungen, die er bis dahin bekommen hat. Er erfährt sich in einem reinen »So-Sein«; er ist ganz bei sich, er braucht nichts und er will nichts.

Irgendwann jedoch kehrt der Mensch zurück in sein alltägliches Sein, in dem er sich bald wieder mit seinen Prägungen, seinen Rollen – kurz: mit seinem Ego – verbinden muss, ohne die er in der äußeren Welt mit ihren Anforderungen und Erwartungen nicht bestehen könnte.

Ein Mensch, der sich jedoch regelmäßig den Vertiefungszuständen der Meditation öffnet, erlebt immer wieder, dass er mehr ist als seine durch die Erfahrungen seines Lebens geformte Persönlichkeit. Er erkennt sein alltägliches Sein in der Welt als *eine Option unter vielen.* Dadurch verändert sich sein Verhältnis zu seinem eigenen Sein maßgeblich, denn wenn ein Mensch sein eigentliches Selbst bzw. seinen Wesenskern erfahren hat, verliert sein Ego mit all seinen Bedürfnissen, seiner Unsicherheit und seinen Ängsten an Macht über ihn.

Das Yogasutra versteht das alltägliche, unbewusste und dadurch oft zwanghafte sich Identifizieren (Samyoga) mit den eigenen Persönlichkeitsmerkmalen, mit der eigenen Geschichte, mit den eigenen Begierden, Abneigungen und Ängsten, mit den eigenen Meinungen und Ansichten als eine unerschöpfliche und immerwährende Quelle des Leids. Um dieses Anhaften zu lösen, empfiehlt es, dass wir in uns eine beobachtende Instanz etablieren, also eine Art übergeordneten Beobachter, der immer etwas auf Abstand bleibt, der uns durch unser Leben begleitet und völlig ruhig und gelassen zur Kenntnis nimmt, was wir denken, was das in unserem Inneren und in der Außenwelt bewirkt und wie wir damit unser Leben und Sein gestalten. Man könnte auch sagen, dass wir durch den Beobachter bzw. die Beobachterin in uns genau den Raum zwischen Reiz und Reaktion erschaffen können, den es braucht, um aus unserem üblichen reflexhaften Reiz-Reaktions-Modus herauszukommen. So wird es möglich, sich von den eigenen Automatismen abzukoppeln und auf diese Weise eine achtsame und bewusste Lebensführung zu begründen.

Das Yogasutra nennt mit Parinama noch einen weiteren Grund, der leidhafte Erfahrungen bewirkt: den steten Wandel allen Seins und die damit verbundene unvermeidliche Vergänglichkeit. Jeder kennt das: Kaum hat man sich auf etwas eingestellt und sich ein bisschen dran gewöhnt, beginnt sich etwas zu verändern. Leben bedeutet, dass immer alles im Fluss ist und dass wir nie in dasselbe Wasser steigen können. Wenn wir dieses Gesetz nicht anerkennen, werden wir immer wieder in Konflikte mit der Realität kommen, denn wir können sicher sein, dass unsere Erwartungen, die im Gewohnten und Vertrauten gründen, nicht erfüllt werden. In der Regel sind ständiger Wandel und die aus diesem Wandel resultierende Vergänglichkeit etwas, was wir Menschen so nicht haben und akzeptieren wollen – nur leider schert sich die Dynamik des Lebens in keiner Weise darum. Wir müssen erleben, dass wir uns im Laufe der Zeit nicht nur körperlich verändern, sondern dass wir auch in mentaler und emotionaler Hinsicht ständig dazu aufgefordert werden, uns den aktuellen Gegebenheiten und Umständen anzupassen.

Damit solche Anpassung möglich ist, wird es wie in allen vorhergehenden Yogatraditionen als überaus wichtig angesehen, dass wir lernen, zunehmend Vairagya (›Gleichmut‹) zu entwickeln. Vairagya heißt direkt übersetzt: »frei von Gier«. Das bedeutet, dass ein Mensch, der diese Qualität entwickelt, sich auf diese Weise allmählich und zunehmend von all den Begierden befreit, die wir alle als unsere inneren Antreiber kennen. Die Entwicklung von Vairagya ist ein langer Prozess, der natürlicherweise auch von Rückfällen gekennzeichnet ist. Es braucht einen gut geschulten, aufmerksamen und achtsamen Beobachter im eigenen Inneren, der alle die Kräfte im Blick behält, die unsere Begierden und Abneigungen immer wieder aufs Neue aktivieren. Im Zustand des leicht distanzierten Beobachtens ist der Geist ruhig und klar und kann so erkennen, was mit uns und der Welt, in der wir wirksam sind, geschieht, wenn wir uns diesen Kräften überlassen. Nur in der Ruhe und Klarheit der Gelassenheit können wir Entscheidungen treffen, die wohlüberlegt und gut durchdacht sind.

Yoga als Reinigungsprozess

Alle Yogatraditionen vertreten die Ansicht, dass wir durch Yoga nichts Neues bekommen, sondern nur das aufdecken und uns zugänglich machen, was ohnehin schon immer als Potential von Bewusstsein und gestaltender Kraft in uns angelegt war. In der inneren Ruhe, so sagt uns der Text, können wir den unendlichen Reichtum unseres inneren Seins entdecken. Wenn wir uns der Erfahrung dieser Fülle an Bewusstsein und Dasein vollkommen öffnen, dann werden wir ›wunschlos glücklich‹ oder – wie das Yogasutra es so treffend formuliert: Wir werden durstlos sein!

Mit der Vorstellung, dass ein Mensch dann glücklich ist, wenn er sich von allen Anhaftungen gelöst hat und sich weder von seinen Begierden noch seinen Abneigungen oder Ängsten bestimmen lässt, zeigt uns Patañjalis den Yoga als einen eher weltabgewandten Weg. Er verdeutlicht, dass die immer wieder aufkeimende Erfahrung von Leid erst dann enden wird, wenn ein Mensch sich ganz aus der Dynamik des Lebens zurückgezogen und damit das Spiel der Wirkkräfte allen Seins (das Spiel der Gunas rajas – bewegt – tamas – ruhend) so in die Balance gebracht hat, dass ein Zustand wacher Ruhe entsteht, der kennzeichnend für das Guna sattva ist. Die Lehre der Gunas besagt aber auch, dass im Zustand von sattva die Welt zu existieren aufhört, da jedes Existieren ja in sich die Dynamik des Entstehens, Bestehens und Vergehens trägt.

Tantra

Wenige Jahrhunderte später entstand im Nordwesten Indiens in Kaschmir und im Nordosten Indiens in Assam mit dem Tantrismus bzw. Tantra eine Geistesströmung, die die weltabgewandten Wege des Buddhismus, des Samkhya und des Yogasutra in Frage stellte und eine bahnbrechend neue Weltsicht präsentierte: Tantrismus bzw. Tantra. Es lässt sich nur schwer fassen, was mit dem Begriff »Tantra« ursprünglich gemeint war, da er erst im 19. Jahrhundert durch westliche Indologen geprägt wurde.

In der modernen Indologie wird Tantra heute als eine »Grassroot-Bewegung« angesehen, also als eine Bewegung, die entstand, weil sich in weiten Teilen der Bevölkerung ein zunehmender Widerstand gegen die herkömmliche vedisch-brahmanische Orthodoxie herausgebildet hatte, die viele Jahrhunderte starr patriarchal und weltabgewandt das religiöse und spirituelle Leben Indiens bestimmt hatte. Ihr Verhältnis zur Natur und allem Weiblichen war ablehnend und ausgrenzend, und der Körper mit seinen Sinnen und Begierden wurde als etwas angesehen, was es in jeder nur denkbaren Hinsicht zu

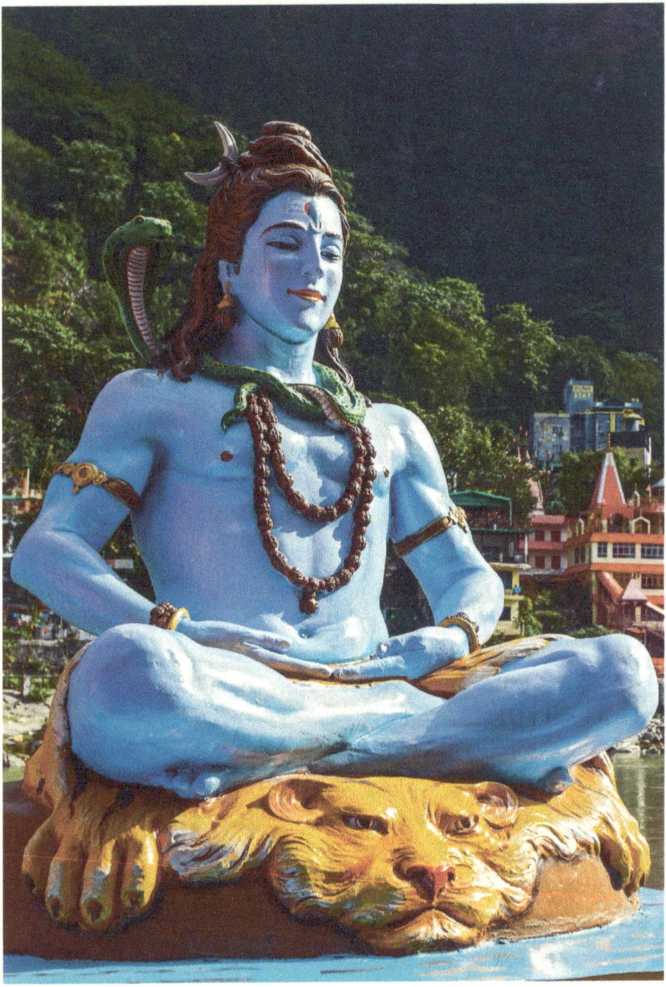

Shiva

Shiva – der göttliche Herr des Yoga

Shiva ist einer der drei Götter der hinduistischen Trinität:
Brahma – Erschaffen
Vishnu – Erhalten
Shiva – Wandeln und Zerstören

Shiva ist hervorgegangen aus einem uralten Naturgott, der unter dem Namen »Rudra« (»der Brüller«) oder »Pashupatinath« (»der Schutzherr der Tiere«) von den im Wald lebenden Ureinwohnern des indischen Subkontinents verehrt wurde. Er stand außerhalb der brahmanischen Orthodoxie. Aus diesem Grunde mussten sich die ihm gewidmeten Tempel außerhalb der Grenzen von Dörfern oder Städten befinden.

Dieser Gott wurde wahrscheinlich um die Zeitenwende in den sich gerade bildenden hinduistischen Pantheon aufgenommen. Er wird dargestellt als gekleidet in Tierfelle, eingerieben mit der Asche der Verbrennungsplätze, geschmückt mit Schlangen und mit der Mondsichel in seiner aufgetürmten Haarpracht, die ihm offen bis zu den Füßen reicht.

Um seine Wildheit zu besänftigen, wurde er mit »Shiva« (»Glücksverheißer«), aber auch mit »Shambu« (»Friedlicher«), »Shankara« (»segensreich Wirkender«) oder »Ishvara« (»höchster Herr«) angeredet. Der Berg Kailash im Himalaya wurde als seine Wohnstatt verstanden, und er bekam eine Reihe neuer Funktionen zugeschrieben. So stellte man sich den ehemals wilden Vegetationsgott nun oft in tiefer Meditation vor, so tief in sich selbst versunken, dass er die Welt vergaß. Da er als Herr des Wandels und der Zerstörung als unverzichtbar für das Wohl der Welt angesehen wurde, machte der Mythos ihn zum Liebhaber der Göttin Parvati und zum Vater ihrer Söhne Ganesha und Skanda.

Im Tantra wird Shiva als unendliches, reines, in sich schwingendes Bewusstsein angesehen, aus dem heraus sich mit der dynamischen und formgebenden Kraft der Shakti die gesamte Schöpfung entfaltet. Shiva als männlicher und Shakti als weiblicher Aspekt des Einen werden oft in Maithuna (›liebender Vereinigung‹) beschrieben und dargestellt. Und um deutlich zu machen, wie sehr sie sich als Bewusstsein und Energie ergänzen, erscheint Shiva in der Ikonographie auch als Ardhanarishvara, also in der Gestalt halb Mann, halb Frau.

Für unseren Kontext ist wichtig, dass Shiva in den Tantras immer auch als Herr des Yoga (Yogeshvara) gesehen wird. Er schenkt den Menschen – vermittelt durch Shakti – das Wissen und die Methoden des Yoga, damit sie den Weg zu ihm zurückfinden, denn er wird als die Quelle und der Urgrund allen Seins angesehen.

kontrollieren und zu bändigen galt. Entsprechend waren auch die Yogawege in der Regel asketische Wege, von denen wir durch die Berichte über die Zeit, die Siddhartha Gautama (der spätere Buddha) sich dem Yoga widmete, anschaulich Kenntnis gewinnen können.

Ein weiterer Auslöser für diese sogenannte »panindische Revolution«, die das Gedankengut des Tantra förderte, war die bereits erwähnte Tatsache, dass die Brahmanen bzw. Priester den Zugang zu jeglicher Form von Religiosität vollkommen kontrollierten. Tantra wird deswegen auch oft als eine Frömmigkeitsbewegung bezeichnet, mit der die Menschen wieder einen unmittelbaren, persönlichen Zugang zum Göttlichen für sich einforderten.

Als vor ca. 4000 Jahren Viehzüchter aus den Steppengebieten des heutigen Russlands und der Ukraine über Persien in das heutige Indien kamen und begannen, den indischen Subkontinent zu erobern, brachten viele neben ihren indoeuropäischen Sprachen auch ihre für Viehzüchter typischen patriarchal geprägten religiösen Vorstellungen mit. Die Urbevölkerung Indiens bestand dagegen vorwiegend aus Gartenbauern, die matriarchal orientiert waren und Shakti als die Große Mutter verehrten.

Diese alte, lange zurückgedrängte, aber noch immer sehr machtvolle religiöse Strömung des Shaktismus unterwanderte ab dem 5. Jahrhundert mehr und mehr die rigiden Konzepte der brahmanischen Welt. Heutige indologische Forschungen legen nahe, dass die Wurzeln vieler zentraler Elemente des Tantra sich im wieder erblühenden Shaktismus finden. Dies gilt sowohl hinsichtlich der sich entwickelnden Konzepte einer feinstofflichen Anatomie des Menschen (repräsentiert z. B. durch die Vorstellung von Chakras) als auch hinsichtlich der spirituellen Übungswege, die, wie der Hatha-Yoga, am Körper ansetzen und bewusst die Sinne mit einbeziehen. Shakti steht für die Dynamik der Entfaltung und die konkrete individuelle Umsetzung der Sichtweisen des Tantra, von denen es heißt, dass sie in der unermesslichen Bewusstseinsfülle Shivas gründen.

Polarität

Alles, was ist, hat einen Gegenpol: Der Tag hat als Gegenpol die Nacht, das Licht das Dunkle, der Einatem den Ausatem. Das weibliche wird ergänzt durch das männliche Prinzip, Aktivität braucht Phasen der Ruhe, die Dynamik des Lebens braucht als Gegenpol Stabilität, ähnlich wie ein strömender Fluss ein ruhiges, stabiles Flussbett braucht.

Symbolisch stehen für diese Polarität Shiva als in sich ruhendes Bewusstsein und Shakti als die nie ruhende Dynamik der Schöpfung. Shiva trägt nicht nur den Mond in seinem Haarknoten, sondern er steht auch für das Mondhafte, verkörpert das stille, nach innen gewandte und in sich ruhende Prinzip. Shakti dagegen vertritt als Schöpfungskraft das aktive Prinzip der Sonne. Ab dem 10. Jahrhundert wurden basierend auf der Grundidee dieser Polaritäten die Konzepte des Hatha-Yoga (»Ha« bedeutet »Sonne« und »Tha« »Mond«) entwickelt.

Mikrokosmos und Makrokosmos sind eins

Im Tantra wird die Struktur, die Ordnung und die Dynamik des menschlichen Organismus als eine Widerspiegelung der Ordnung und Dynamik des Kosmos verstanden. Das, was heute durch Hightech-Mikroskope sichtbar wird, erahnten die Meister des Tantra bereits vor über 1000 Jahren in ihren Meditationen: Auf der feinsten Ebene zeigt sich alles Sein unterschiedslos als Energie, die sich (als Schwingung) im Raum bewegt.

Der Begriff »Tantra« kann so interpretiert werden, dass seine Konzepte helfen, das Bewusstsein auszudehnen und zu erweitern. Er wird aber auch verstanden als »Netz, Gewebe«. Dahinter steht die in tiefer Meditation erworbene Erkenntnis, dass alles mit allem verbunden ist und nichts unabhängig für sich existiert bzw. für sich existieren kann.

Da die Meister des Tantra zu der Überzeugung gelangt waren, dass es im Grunde genommen nur die beiden Prinzipien »Shiva« (»Bewusstsein«) und »Shakti« (»Energie«) gibt, sahen sie alles vom Feinstofflichsten (etwa einen Gedanken) bis hin zum Grobstofflichsten (etwa das Element Erde) als untrennbar miteinander in Beziehung stehend und aufeinander wirkend.

Jeder Mensch birgt in sich alle Aspekte der grobstofflichen und der transzendenten Welt

In Tantra wurde das Konzept eines Schöpfungsprozesses entwickelt, der sich ausgehend vom reinen, in sich ruhenden Bewusstsein (Shiva) bis in die dichteste Form der Materie (Erde) erstreckt. Eines Tages soll in Shiva der Wunsch aufgekeimt sein, sich selbst zu erfahren. Da das reine Bewusstsein weder über einen Ort, über Sinne noch über Kategorien verfügt, diese Erfahrung zu machen, entfaltete sich der Prozess der Verkörperung wie von selbst.

Am Beginn entstand Shakti als das dynamische, aktive Prinzip, zu der sich gleich Maya, die formgebende Kraft, gesellte. Die Shakti erschufen als Erstes Klang und Schwingung und damit die Pulsation, die allem Lebendigen innewohnt. Dann erschufen sie Raum und Zeit und damit die Kategorien des Hier und Jetzt, die Erfahrung kennzeichnet. Sie erschufen das

Konzept des Individuums mit all seinen Prägungen und seinem in ihnen gründenden individuellen Geist, weil jeder Mensch nur in seinem eigenen Sein etwas empfinden und erfahren kann. Shakti und Maya erschufen die Sinne, die Handlungsfähigkeiten und schließlich den Körper des Menschen aus den Elementen Äther, Luft, Feuer, Wasser und Erde. Jede Phase dieses Schöpfungsprozesses wird im Tantra als ein Schleier bezeichnet, der sich über das reine Bewusstsein legt. Am Ende sind es 25 Schleier, so dass der Mensch nicht mehr erkennen kann, dass sein Ursprung in den reinen Formen von Bewusstsein und Energie liegt.

Kundalini – die schlafende, inaktive Bewusstseinsenergie

Dieses Unbewusstwerden wird im Tantra symbolisiert durch Shakti, die die Form einer Schlange annimmt, die sich zusammenrollt und schläft. Sie ist Kundalini, die Zusammengerollte, sie ist die schlafende, nicht aktive und wirksame Bewusstseinsenergie. Solange sie schläft, lebt ein Mensch sein alltägliches Leben und folgt seinen üblichen Bedürfnissen nach Nahrung, Unterkunft und Sicherheit.

Unter all den Millionen von Menschen, die damit vollkommen zufrieden sind und sich gar kein anderes Leben vorstellen können und wollen, gibt es aber immer einige, denen eine Sehnsucht innewohnt. Sie spüren den Wunsch zu verstehen, woher sie kommen, was der Sinn ihres Lebens und der Sinn des Daseins an sich ist. Diese Sehnsucht wird von ihnen als ein Motor verstanden, sich auf einen Weg zu machen, der ihnen erlaubt, im Sinne kontinuierlicher und tiefgehender Selbsterforschung und Selbsterfahrung ›zu sich zu kommen‹. Solche Wege zu sich selbst bieten die vielfältigen Traditionen des Tantra an.

Die Übungswege des Tantra beginnen immer dort, wo ein Mensch sich gerade befindet: in seinem Alltag.

Am Beginn dieser Übungswege geht es zunächst vordringlich darum zu lernen, das eigene Gewordensein in diesem Leben vollumfänglich anzunehmen – in allen seinen Stärken und Schwächen.

In allen anderen, früheren Yogaformen galt es, die eigenen Begierden und Triebe rigoros unter Kontrolle zu bringen. Dies lief letzten Endes immer darauf hinaus, diese uns innewohnenden Kräfte zu verdrängen. Im Tantra wird es dagegen als sehr wichtig angesehen, dass ein Mensch lernt, mit seinen Trieben umzugehen und ihre Energie in förderlicher Weise einzusetzen. Das entsprechende Motto lautet: »Wir wachsen durch das, wodurch andere fallen!«

Alle Anteile des Menschen sollen seinen Wachstumsprozess unterstützen. Alles – das Helle wie das Dunkle – wird geehrt und gewürdigt, denn alles wird als Bestandteil der Höchsten Wirklichkeit (des höchsten Bewusstseins bzw. der höchsten Energie) angesehen. Ein Mensch, der einen tantrischen Weg wählt, wird dadurch sich selbst in allen seinen Facetten begegnen können. Deshalb wird dieser Weg gerne mit einer Heldenreise verglichen, bei der die wirklich bedeutenden Abenteuer in der Begegnung mit der eigenen Größe und den eigenen Schatten bestanden werden müssen.

Lehrer als Wegbegleiter

Solch einen herausfordernden Weg sollte nach Sichtweise des Tantra niemand alleine gehen, denn die mit ihm verbundenen Konzepte und Methoden sind oft sehr entgrenzend und energetisch sehr machtvoll. Deswegen betonen die Texte ohne

Unterlass, dass man wie bei der Meditation und bei allen wirksamen Yogaformen eine erfahrene Lehrperson zur Wegbegleitung braucht, denn Selbsterforschung und Selbsterkenntnis setzen als unverzichtbarer Bestandteil des Transformationsprozesses psychisch viel in Bewegung.

Der Körper als Ort der Erfahrung

Wo viel Bewegung in der Psyche und den Emotionen ist, da braucht es einen kraftvollen Ruhepol, und das ist in der Sichtweise des Tantra der Körper. Er soll bewegt und gekräftigt werden, damit er zum einen durchlässig für das Strömen des Prana, der Lebensenergie, wird und gleichzeitig die Fülle an Bewusstseinsenergie, die durch die Übungspraxis freigesetzt wird, halten kann, ohne dass sein Nervensystem Schaden nimmt. Der Körper einer oder eines Tantrika soll durch eine intensive Übungspraxis, die Anstrengung (Druck) und Hitze erzeugt, ein ›Diamantkörper‹ werden, der robust und belastbar ist. So erklären sich einige der anstrengenden Körper- und Atemübungen, die uns der Hatha-Yoga überliefert hat.

Nadis – die Energiekanäle

Nach Sichtweise der tantrischen Yogameister ist unser Körper von unzähligen Energiekanälen durchzogen, die Nadi (›Kanal‹) genannt werden. Sie entsprechen den Meridianen der chinesischen Feinstofflehren. Das in diesen Meridianen zirkulierende Chi wird im Yoga »Prana« genannt. Wenn sie durchlässig sind, gilt das als ein Zeichen mentaler und körperlicher Gesundheit. Blockierungen in den Strömungsbahnen der Lebensenergie entstehen, so die Sichtweise des Yoga, vor allem durch mentale Anspannungen, durch Stress, aber auch durch ungesunde Ernährung, zu wenig Bewegung und durch Krankheit.

Es gibt angeblich 88 000 – also nach indischem Verständnis unzählige – Nadis, die den Energiekörper eines Menschen durchziehen. Von ihnen werden drei als besonders wichtig angesehen. Zwei von diesen Energiebahnen winden sich um die Wirbelsäule:

1. vom linken Kreuzbeinbereich aufsteigend als Ida Nadi (sie ist dem Mond zugeordnet),
2. vom rechten Kreuzbeinbereich aufsteigend als Pingala Nadi (sie ist der Sonne zugeordnet).

Diese beiden Nadis stehen für die Erfahrung der Polarität in der inneren und äußeren Welt und damit auch für das Spiel der Polaritäten, das sich durch Ruhe und Aktivität, durch Intro- und Extroversion, aber auch im Biorhythmus der Menschen zeigt.

Die dritte Energiebahn Sushumna Nadi liegt in der Mitte zwischen den beiden anderen Energiebahnen. Sie verläuft im Inneren der Wirbelsäule und ist normalerweise inaktiv. Ihre Öffnung wird, so der Mythos, durch das Maul der schlafenden Schlange verschlossen. Die Bewusstseinsenergie kann nur durch eine passende Übungspraxis geweckt werden, die genügend Hitze erzeugt. Kundalini beginnt sich dann aufzurollen, verwandelt sich wieder in Prana, reine, fließende Lebensenergie, und beginnt, um der Hitze zu entkommen, in der Sushumna Nadi aufzusteigen.

Chakras – die Bewusstseinsebenen des Menschen

Beim Aufstieg durch den mittleren Kanal kommt der Prana-Strom in Kontakt mit sieben Schwungrädern – den Chakras. Jedes dieser Räder aktiviert, wenn es vom Prana in Schwung versetzt wurde, vom Becken bis zum Scheitel eine der wesentlichen Bewusstseinsebenen im Menschen.

Es handelt sich dabei um:

- die Fähigkeit, sich in diesem Leben und im eigenen Körper zu verwurzeln (Wurzel-Chakra bzw. Muladhara, wörtlich: ›die Stütze der Wurzel‹),
- die Fähigkeit, sich in sich zu gründen, Selbstvertrauen und Selbstsicherheit zu gewinnen und Beziehungen einzugehen (Unterbauch-Chakra bzw. Svadhishthana, wörtllich: ›die Heimstatt des Selbst‹),
- die Fähigkeit, das eigene Leben zu gestalten, die eigenen Kräfte zu erkennen und ›Königin/König im eigenen Reich‹ zu sein (Nabel-Chakra bzw. Manipura, wörtlich: ›die Stadt der Juwelen‹),
- die Fähigkeit und den Mut, sich der Liebe zu öffnen, sich hinzugeben und sich in der Liebe zu entgrenzen (Herz-Chakra bzw. Anahata, wörtlich: ›der nicht angeschlagene Klang‹),
- die Fähigkeit, seinem authentischen Sein durch Stimme, Sprache, Körpersprache, Mimik und Gestik Ausdruck zu verleihen und achtsam zuzuhören (Kehl-Chakra bzw. Vishhuddhi, wörtlich: ›Reinigung‹),
- die Fähigkeit zu klarem Denken, zum Abwägen und zur Fällung von Entscheidungen; außerdem die Fähigkeit zu er-

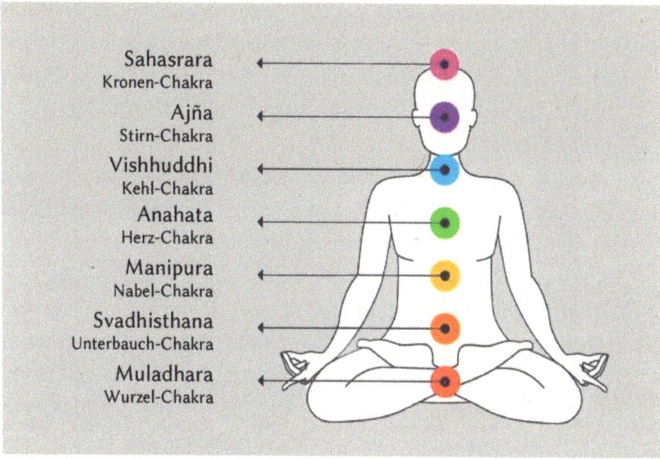

Chakras

kennen, wohin der innere Kompass ausgerichtet ist, um ihn immer wieder so zu justieren, dass die Richtung förderlich und heilsam ist (Stirn-Chakra bzw. Ajña, wörtlich: ›Befehl‹), und

– die Fähigkeit, sich auf etwas hin zu öffnen, das größer und umfassender ist als das eigene Sein: hin zu dem Göttlichen, dem Absoluten. Hingabe an das Göttliche, Anerkennen, dass es eine umfassendere Perspektive gibt, als die, die uns normalerweise möglich ist (Kronen-Chakra bzw. Sahasrara, wörtlich: ›tausendblättrig‹).

Die Themen der Chakras bauen aufeinander auf und wollen bewusst erfahren und als solche geklärt werden, damit ein Mensch sich seiner selbst bewusst wird und sein volles Potential entfalten kann. Der damit verbundene Prozess soll sich von ganz irdischen hin zu ganz feinstofflichen Themen entwickeln. Er gleicht damit einer Umkehrung des Schöpfungsprozesses, der sich vom Feinsten (Bewusstsein) in das Materiellste (das Element Erde) entfaltete.

Die Beschäftigung mit den Themen der Chakras kann man als einen psychischen Individuationsprozess verstehen. Er ist nie wirklich abgeschlossen, sondern verläuft eher spiralförmig, denn bestimmte Themen einzelner Chakras werden im Leben eines Menschen immer wieder auftauchen. Dennoch erlaubt die Arbeit mit den Chakras einem Menschen, dass er ein integrales Bewusstsein und Verständnis seiner selbst erlangt. Man erkennt und weiß dann, in welchem Maße man sich als Erdenbewohner in diesem irdischen Leben verwurzeln sollte und will, um in sich gegründet und sicher zu sein.

Das ist eine Grundvoraussetzung dafür, dass man sein Leben gestalten kann, dass man Beziehungen eingehen kann, dass man liebes- und hingabefähig ist und sein Wesen auszudrücken vermag. Inneres Gegründetsein und Selbstvertrauen sind auch die Voraussetzung dafür, dass man ruhig und klar zu denken und abzuwägen vermag.

Und nur dann, wenn ein Mensch diese Qualitäten in sich entfaltet hat, wird er bereit sein, sich dem Göttlichen oder Absoluten zu öffnen, sich zu entgrenzen und zu akzeptieren, dass er eine einzigartige und unverzichtbare Welle des einen großen Ozeans ist, der aus Bewusstsein und Energie besteht.

Das Ziel aller Wege im Tantra besteht darin, uns zu ermöglichen, dass wir die einengenden Begrenzungen unseres eigenen Egos mit allen seinen Prägungen und Mustern immer wieder hinter uns lassen und zulassen, dass wir von dem reinen, stillen Bewusstsein eingenommen und absorbiert werden, das, so Tantra, der Urgrund unseres Seins ist. Es ist wie bei der Welle, die sich ohne zu zögern oder zu ängstigen immer wieder von den unendlichen Weiten und Tiefen des Ozeans aufnehmen und absorbieren lässt, in dem Vertrauen, dass sie sich erneut als individuelle Welle erheben wird.

Die Sicht der Meister des Tantra, dass unsere Erde und wir Erdenbewohner Teil des unendlichen Kosmos sind, ist sehr modern und wird durch viele Erkenntnisse etwa der Quantenphysik gestützt. Und so wird auch verständlich, warum sich seit einigen Jahrzehnten vor allem Teilchenphysiker, Astronomen und Biologen für die Sichtweisen des Tantra interessieren, denn seine mystischen, aber doch immer sehr klaren und wissenschaftlich interessanten Konzepte sind vorzüglich dazu geeignet, sich selbst in ein integrales Bild unserer Existenz im Wechselspiel zwischen Erde und Kosmos einzufügen.

Der Rückzug des Tantra in geheime Zirkel

Mit dem Beginn der islamischen Eroberung ab dem 8. Jahrhundert und der Etablierung der Mogul-Herrschaft ab 1526 (Babur, ein Nachkomme Dschingis Khans, besiegt mit seiner Armee in der Schlacht von Panipat Ibrahim Lodi, den letzten Sultan von Delhi, und begründet daraufhin das nordindische Mogulreich) veränderte sich die Sichtweise auf die religiöse und spirituelle Welt in Nordindien in vielerlei Hinsicht. Besonders unter dem Sultanat von Delhi, das ab 1230 zunehmend an Macht gewann und seinen Herrschaftsbereich im Laufe der Zeit kontinuierlich bis nach Südindien ausdehnte, wurde die Ausbreitung des Islam massiv vorangetrieben. Das hatte zur Folge, dass im Norden fast alle großen Tempel verschwanden und sogar mit Nalanda, eine der berühmtesten Universitäten des Altertums, mit ihren seit Jahrhunderten gehüteten Schriften zerstört wurde.

Obwohl die meisten Sultane ein überaus weltzugewandtes Leben führten, lehnten sie die polytheistischen Strömungen des Hinduismus und damit auch den Tantra kategorisch ab. Um Verfolgungen zu entgehen, verlagerten die Bewahrer der tantrischen Traditionslinien ihr Lehren und ihre Rituale weitgehend in kleine, unauffällige Ashrams oder bildeten geheime Zirkel, in die man nur nach speziellen Einweihungszeremonien Zugang bekam.

Diese Entwicklung wurde nach der Kolonialisierung Indiens durch die Engländer noch verstärkt, die auf alle Äußerungen von Körperlichkeit, die noch in der Öffentlichkeit zu sehen waren (etwa bei den bis heute üblichen großen Versammlungen nackter Sadhus zur Kumbha Mela, dem traditionellen Reinigungsbad im heiligen Fluss Ganges), äußerst prüde reagierten.

Dieser Einfluss der Schamhaftigkeit prägt bis heute das Leben in Indien. Dabei wird es nicht als störend empfunden, wenn in jedem indischen Buchladen eine große Ecke den Themen Kamasutra (altindische Liebeskunst) und (falsch verstandenem) Tantra mit oft sehr freizügigen Abbildungen gewidmet ist.

Der Hatha-Yoga und damit einer der Übungswege, die im tantrischen Shivaismus von Kaschmir gründen, hat jedoch die Verbannung und Verurteilung der Sichtweisen und Lehren des Tantra überdauert.

Die Konzepte und Methoden des Hatha-Yoga bildeten sich ab dem 11. Jahrhundert n. Chr. zum großen Teil im Kontext der vielfältigen Lehrtraditionen des tantrischen Buddhismus und des Kaschmirischen Shivaismus aus.

Der Weg der Askese und der Erlangung übernatürlicher Fähigkeiten

Seit den Ursprüngen jeglicher Formen von Yogapraxis auf dem indischen Subkontinent stand die Ausrichtung an Askese, so wie sie zum Beispiel in den damals weit verbreiteten Waldeinsiedeleien geübt wurde, für den Gewinn spiritueller Verdienste im hohen Ansehen. Auf die in diesen Traditionen verbreiteten Vorstellungen, dass der Geist über die Materie herrscht, gehen etliche der Methoden zurück, die teilweise noch bis heute ausgeübt werden, wie etwa das Einüben extrem langer Atempausen nach der Ein- und/oder der Ausatmung, um den Alterungsprozess aufzuhalten und im Idealfall, so meint man, sogar Unsterblichkeit zu erlangen. Diese übernatürlichen Fähigkeiten werden im Yoga Siddhis genannt. Sie wurden als eine wesentliche Möglichkeit gesehen, sich vom Rad der ewigen Wiedergeburt zu befreien.

Der Hatha-Yoga, den wir heute kennen, trägt immer noch die Spuren dieser asketischen Tendenzen in sich. Die in den uralten Traditionen bevorzugten Fähigkeiten, verzichten zu können, die Willenskräfte ausdauernd und nachhaltig zu stärken und ständig über sich selbst hinauszuwachsen, passen nun einmal sehr gut in unsere moderne Gesellschaft, in der Leistung und Selbstoptimierung hoch angesehen sind. In den späteren Quellentexten gewinnt der Hatha-Yoga aber mit der Ausrichtung auf die mystische Einheitserfahrung noch etwas ganz Wesentliches hinzu.

Der mystische Hatha-Yoga-Weg

Aus dem Shivaismus stammt die Vorstellung, dass Gott Shiva, vermittelt durch seine Gemahlin Parvati, den Menschen die Sichtweisen und Übungen des Hatha-Yoga übermittelte, damit sie den Weg zurück zu ihm, Shiva, und damit zur Quelle allen Seins finden können. Damit gelten die Lehren des Hatha-Yoga als göttliche Offenbarung, und deren Praxis versteht sich als ein mystischer Weg zurück in die Einheit mit dem Göttlichen, mit dem reinen, tief in sich ruhenden Bewusstsein, das Shiva symbolisiert.

Wie bereits beschrieben, wird im Tantra Bewusstsein und Energie als der Urgrund allen Seins gesehen. In diese reine Erfahrung zurückzufinden bzw. – wie es in den Hatha-Yoga-Texten heißt – sich von ihr absorbieren zu lassen, ist das eigentliche Ziel dieses Weges, das in den meisten Yogarichtungen mit »Samadhi« (»höchster Zustand«) bezeichnet, im Hatha-Yoga aber auch »Laya« (»Auflösung, Verschmelzen«) genannt wird. Der Körper wird dafür als der einzige Ort erkannt, der es ermöglicht, Erfahrungen zu machen. Deshalb ist Hatha-Yoga ein mystischer Weg, der den Körper bewusst integriert. In die reine Empfindung des eigenen Seins als Bewusstsein und Energie zurückzufinden, wird im Hatha-Yoga »Mudra« genannt und gilt als Ausdruck *der* Gotteserfahrung im eigenen (verkörperten) Sein. Diese Beschreibung macht deutlich, wie weit sich der moderne Hatha-Yoga von seinem Ursprung als ein von

Gott geoffenbarter mystischer Weg zurück in die Erfahrung der Einheit entfernt hat.

Zwei Dinge haben sich jedoch durch die Jahrhunderte nicht verändert: zum einen die Sehnsucht auch moderner Menschen, diese Einheit zu erfahren und sich in ihr aufgehoben zu fühlen, und zum anderen die Angst davor, dass man, um diese Erfahrung machen zu können, sein Ego entgrenzen und es wie eine Welle in den unermesslichen Weiten des Meeres aufgehen lassen muss. Deshalb braucht es also auch im Hatha-Yoga einen Sadhana, einen genau ausdifferenzierten Übungsweg, der die Menschen Schritt für Schritt in diese Öffnung und Entgrenzung führt und ihnen mit seinen Konzepten Ausrichtung und Sicherheit gibt.

Der Übungsweg des Hatha-Yoga

Ähnlich wie der Ashtanga-Yoga des Yogasutra ist auch der Übungsweg des Hatha-Yoga so angelegt, dass er von außen nach innen führt. Die äußere Welt ist immer gekennzeichnet und geprägt durch unseren Alltag mit seinen Forderungen, seinen vielfältigen Kontakten mit der Welt und seinem Tempo.

Deshalb empfehlen die Hatha-Yoga-Texte durchgängig, dass die Übenden sich zunächst einen Ort des Rückzugs erschaffen, an dem sie zur Ruhe und zu sich kommen können.

Um tatsächlich in einen solchen Prozess eintreten zu können, wird außerdem empfohlen, sich zeitweise von anderen Menschen zurückzuziehen bzw. sehr genau auszuwählen, mit wem man Kontakte pflegt.

Um die Praxis zu unterstützen, wird außerdem eine bestimmte Form der Ernährung empfohlen. Die Nahrung sollte wohlschmeckend und bekömmlich sein und die Übenden sollten sich maßvoll ernähren. Falls die Yogini oder der Yogi sich gerade intensiv mit Pranayama (Atemübungen), beschäftigt, sollte Ghee (Butter bzw. geklärte Butter) und Sahne auf dem Speiseplan stehen, um das Nervensystem zu stabilisieren.

Asana

Die Asanas, also die Körperhaltungen und Übungen, spielen im ursprünglichen Hatha-Yoga nur eine untergeordnete Rolle. Der wichtigste Grundlagentext dieses Weges, die Hatha-Yoga-Pradipika (HYP) aus dem 15. Jahrhundert, beschreibt zum Beispiel nur 15 Asanas, von denen acht reine Sitzhaltungen sind. Asanas sollen »Stabilität, Gesundheit und Leichtigkeit der Glieder« (HYP, 1.17) bewirken und dadurch Körper und Geist der Übenden auf die Pranayama bzw. Atemübungen vorbereiten.

Pranayama

Im Mittelpunkt der Übungspraxis des Hatha-Yoga stehen Atemübungen.

Vorbereitend sollen bestimmte Techniken wie Nadi Shodhana (die Reinigung der Energiekanäle) bewirken, dass der Körper und der Energiekörper der Übenden durchlässig für das Strömen des Prana werden.

Im Anschluss soll auf verschiedene Aspekte der Lebensenergie eingewirkt werden, damit die Kundalini (die schlafende Bewusstseinsenergie) wieder aktiviert wird und durch den mittleren Kanal und die Chakras aufsteigt.

Um den nötigen Druck und die nötige Hitze aufzubauen, wurden im Hatha-Yoga Bandhas (neuro-muskuläre Verschlüsse) entwickelt. Ihre Funktion besteht darin, den Samana Vayu bzw. das Verdauungsfeuer (Agni) so anzuheizen, dass dieses sich nach unten dreht und die »schlafende Schlange« weckt. Die drei wesentlichen Verschlüsse sind:

1. Mula Bandha (›der Wurzelverschluss‹)
   Hierzu wird die Muskulatur des Beckenbodens in der Atemfülle bzw. Atemleere intensiv zusammengezogen, um (in der Vorstellung) Schlacken, die sich im Becken angesammelt haben, dem Feuer als Brennstoff zuzuführen.
2. Jalandhara Bandha (›der Kehlverschluss‹)
   Hierzu wird das Kinn Richtung Halsgrube gepresst bzw. alternativ der Brustkorb weit gehoben und das Kinn etwas gesenkt. Es geht darum, den ganzen Kehlbereich durch Kompression mit der Vorstellung zu verschließen, dass dadurch das Element Luft dem Feuer zugeführt wird, so dass es kraftvoll brennt.
3. Uddiyana Bandha (›der Nabelverschluss‹)
   Das Zwerchfell gilt als eine energetische Hürde zwischen dem Bauchraum, dessen Energien alle nach unten (Richtung Ausscheidung), und dem Brustraum, dem Hals und dem Kopf, deren Energien nach oben (Richtung Aufnahme) ausgerichtet sind. Die intensive Kontraktion der Bauchdecke im Verlauf der Ausatmung und in der Pause nach der Ausatmung soll helfen, dem Prana-Strom über diese Hürde hinwegzuhelfen, so dass er weiter aufsteigen kann.

Wenn die Kundalini erwacht ist, sich entrollt hat und dann als freier Prana-Strom aufsteigt, wird sie dabei von den Bandhas unterstützt:

– Der Wurzelverschluss startet den Prozess und schickt den Prana auf den Weg nach oben,

- der Nabelverschluss hilft dem Prana über die Zwerchfellgrenze hinweg, und
- der Kehlverschluss öffnet den Energiekanal im Bereich des Nackens, damit der Prana bis zum Scheitel aufsteigen kann.

Abgesehen davon, dass bestimmte Atemtechniken in Verbindung mit den Verschlüssen im Hatha-Yoga unverzichtbar sind, um die Energie wieder zum reinen Bewusstsein aufsteigen zu lassen, werden andere, feinere Atemformen vor allem dazu benutzt, den Geist stillwerden zu lassen. »Wird der Atem ruhig, wird auch der Geist ruhig« (HYP 2.2), heißt es in der Hatha-Yoga-Pradipika – eine Erkenntnis, die sich heute auch in den Neurowissenschaften und modernen Atemtherapien durchgesetzt hat.

Mudra – die Erfahrung von Bewusstsein und Energie im inneren Raum

Beide Ansätze von Pranayama verfeinern die Sinne, richten die Aufmerksamkeit und Achtsamkeit nach innen. Dort gilt es, die inneren Räume (Becken, Bauch, Brust, Kehle, Kopf und Scheitel) in ihrer unterschiedlichen Schwingung zu erforschen, dort sind sowohl das Strömen und Pulsieren des Prana sowie Behinderungen und Blockierungen des Prana zu spüren. Im Hatha-Yoga gilt Mudra, der Innenerfahrung, dem bei sich Sein und in sich Ruhen, die höchste Aufmerksamkeit. Die Empfindungen des inneren Seins sind so authentisch und intensiv, dass sie alles, was man bezogen auf die Prägungen und Muster des eigenen Egos von sich zu wissen glaubt, verblassen lassen. »Der übliche Geist verliert seine Macht« (Unmani), wird dieser Zustand sinnbildlich genannt. Er ist die Vorstufe des höchsten Zustands, des sich Auflösens, der absoluten

Hingabe an das bzw. Absorption durch das Absolute, die in den Texten ein »Aufgehen in das Göttliche Sein« genannt wird.

Aus dem höchsten Zustand zurück in den Alltag

Gleich am Beginn der Hatha-Yoga-Pradipika stellt uns der Autor Svatmarama den von ihm beschriebenen Weg symbolisch als eine Leiter vor: Dieser Weg mache nur Sinn, wenn man ihn bis ans Ziel gehen will bzw. wenn man, um im Bild zu bleiben, bis zur höchsten Sprosse aufzusteigen gedenkt. Das Beispiel ist gut gewählt, weil niemand, der auf einer Leiter bis ganz nach oben steigt, dort oben auch auf ewig bleiben will. Leitern sind dafür gemacht, dass man auf ihnen hochsteigt, weil es dort etwas gibt – den höchsten Zustand –, das man unten im Alltag nicht erreichen kann. Hat man bekommen bzw. erfahren, was es oben gibt, steigt man damit wieder ab in den Alltag. Das tägliche Leben wird als der Ort der Verwirklichung und Umsetzung des Erkannten und Erfahrenen gesehen – als ständiger Reality Check. Die Erfahrung des höchsten Zustands verändert die Perspektive und damit die Art und Weise radikal, wie man von nun an sein gewohntes Leben, sich selbst und die anderen Menschen wahrnimmt.

Das bedeutet, dass der Hatha-Yoga seine Wirkung entfaltet, wenn die Übenden hinterher besser mit den vielen Herausforderungen des Alltags zurechtkommen, wenn sie körperlich, mental und emotional resilienter sind und wenn es ihnen immer öfter gelingt, in all dem Stress und bei allen Belastungen einen gewissen Gleichmut und damit einen klaren Kopf zu bewahren. Gute Ziele für unseren modernen Alltag!

Und wie kommt man dahin? Durch Übung! Schon der ca. 500 Jahre alte Text Hatha-Pradipika merkt an, dass es nichts nutzt, die richtige (Yoga-)Kleidung zu tragen oder die richtigen Bücher zu lesen. Das Einzige, das etwas bewirkt, ist eine regelmäßige und mäßige Übungspraxis!

Also: »Practise, practise and everything will come!«, so Patthabi Jois, ein bedeutender moderner Yogameister.

Yoga für jede und jeden?

Warum jeder Mensch für sich eine Yogamethode oder einen Yogaweg finden kann, der perfekt zu ihm passt

»Es gibt so viele Yogahaltungen (Asanas) wie es Menschen gibt«, lautet ein Spruch, der Shiva, dem Gott, der uns vor langer Zeit den Yoga gelehrt haben soll, zugeschrieben wird. Nimmt man diesen Spruch ernst, bedeutet das, dass jeder Mensch seinen eigenen Weg finden kann, um Yoga zu praktizieren. Dazu passt gut, dass sich der Yoga immer grundsätzlich als ein offenes und anpassungsfähiges System verstand, in dem viele unterschiedliche Sichtweisen und Übungsansätze ihren Platz finden können.

In den Anfängen des Yoga im Westen sah die Realität in den Lehrtraditionen allerdings ganz anders aus. Die Übungen und Techniken der indischen Lehrtraditionen wurden als der Maßstab angesehen, an dem sich die Übenden strikt ausrichten sollten. Es entwickelte sich die Vorstellung, dass jeder Mensch, unabhängig davon, mit welchem Körperbau, mit welcher Vorgeschichte oder mit welchen Fähigkeiten oder Einschränkungen er übte, sich an die aus Indien überlieferten Formen der Asanas und Atemübungen anzupassen hätte. Es wurde davon ausgegangen, dass mit genügend Ausdauer und Disziplin alles zu erreichen sei, und so quälten wir westlich sozialisierten Menschen uns oft genug mit Übungen, die eigentlich für Inder erdacht worden waren.

Erst in den 1980er Jahren brachte T. K. V. Desikachar, der Sohn des berühmten Begründers des modernen Yogas Krishnamacharya, die frohe Kunde in die USA und nach Europa: Asana (die Yogahaltung) hat sich dem Menschen anzupassen – und nicht der Mensch dem Asana!

Gleichzeitig wurde in den Aus- und Weiterbildungen zunehmend darauf Wert gelegt, dass Yogalehrende ihre Teilnehmenden dort abholen, wo sie sich gerade befinden, nämlich in den Gegebenheiten und Bedingungen ihres Alltags.

Krishnamacharya war es auch, der als Erster das Unterrichtsprinzip der schrittweisen Entwicklung von Übungsfolgen zur Grundlage seines Unterrichts machte. Dieses Prinzip wird Vinyasa krama genannt und bedeutet, dass eine Yogastunde in einer intelligenten Abfolge geplant und gelehrt werden sollte. Sie umfasst:

- eine Überleitung aus dem Alltag in die Yogapraxis,
- eine allgemeine Vorbereitung, die bezogen wird auf die Bedürfnisse der Teilnehmenden (z. B. Menschen, die viel sitzen),
- eine spezielle Vorbereitung für die Yogahaltungen, die im Fokus der Yogastunde stehen,
- eventuell einige ausgleichende Übungen und schließlich
- eine Überleitung aus der Yogastunde zurück in den Alltag.

Ein solcher Aufbau ist sehr hilfreich, um den komplexen Anforderungen an Beweglichkeit und Kraft gerecht zu werden, die die meisten Asanas für uns moderne Menschen bedeuten. Guter Yogaunterricht zeichnet sich dadurch aus, dass diese beiden Grundprinzipien berücksichtigt werden. Und nur dann, wenn die Yogalehrenden darin geschult sind und diese Prinzipien verinnerlicht haben, trifft zu, was Krishnamacharya behauptete: »Jeder Mensch kann Yoga üben, solange er atmen kann!«

Jedes Asana, jede Übung kann an die Möglichkeiten und Bedürfnisse der Übenden angepasst werden. Im Laufe der letzten Jahrzehnte sind im modernen Yoga eine Vielzahl an Vorübungen und Variationen in verschiedenen, aufeinander aufbauenden Schwierigkeitsgraden zu den uns in den Texten überlieferten Asanas entwickelt worden. Sofern der Yogalehrende diese Prinzipien konsequent berücksichtigt, ist die Yogapraxis sicher, und Verletzungen wie Überdehnungen oder Zerrungen bilden eher die Ausnahme.

Viele Yogalehrende nehmen außerdem (regelmäßig) an Weiterbildungen teil. Sie lernen die anatomischen und funktionellen Prinzipien der Übungen und damit, was sie beim Lehren von Vor- und Rückbeugen, Drehungen, Umkehrhaltungen, bei Standhaltungen und dynamischen Übungsabfolgen (Vinyasas) beachten müssen.

Sie lernen zu verstehen, wie genau die Atmung funktioniert und wie man Menschen Entspannung und innere Ruhe nahebringen kann.

Wenn Sie – liebe Leserin, lieber Leser – guten Yogaunterricht suchen, dann scheuen Sie sich also nicht, sich genau zu erkundigen (und auch nachzufragen), wie der Yogalehrende ausgebildet ist. Eine solide Ausbildung umfasst mindestens

500 Stunden und ist von einem der Berufsverbände der Yogalehrenden anerkannt.

Eine Yogapraxis kann (und will) wirksam sein, und deshalb ist es wichtig, dass der Lehrende diese Wirkungen kennt und die Praxis überlegt und achtsam gestaltet.

Warum eine Yogapraxis Heilwirkungen entfalten kann

Viele Menschen besuchen heute ganz gezielt einen Yogakurs – anstatt Rückengymnastik, Pilates oder Bauch-Beine-Po-Kurse. Sie entscheiden sich für Yoga, weil sie sich von seinen seit Jahrhunderten erprobten Methoden Heilung ihrer Beschwerden versprechen.

Ich bin selber das beste Beispiel dafür: Auch ich habe mich als junge Frau für Yoga entschieden, als ich nach einem schweren Sportunfall chronische Rückenschmerzen hatte und mit 19 Jahren eine Prognose auf ein Leben im Rollstuhl gestellt bekam. Selbstverständlich widmete ich mich, als mein Rücken nach dem Wirbelbruch wieder stabil genug war, intensiv der Krankengymnastik und anderen Therapien. So sehr ich mich aber auch bedingt durch meinen enormen Leidensdruck bemühte: Nichts half. Es half nicht, weil ich Patientin war und behandelt wurde, anstatt selbst zu verstehen, was zu tun (und zu lassen) war. Deshalb konnte ich keine eigene wirksame Übungspraxis entwickeln, sondern war auf die Termine, das Engagement und die Kenntnisse meiner Behandler und Behanslerinnen angewiesen. Alle, die mich behandelten, waren sehr besorgt ob meines Zustands. Und das hatte zur Folge, dass ich es selber mehr und mehr mit der Angst zu tun bekam, was aus mir werden sollte.

Mit dem Beginn meiner Yogapraxis änderte sich das grundlegend: Ich lernte, dass ich Übungen machen konnte, die die ständigen Schmerzen zunächst minderten und sie auch ab und zu pausieren ließen. Ich konnte immer dann üben, wenn ich es brauchte. Ich wurde selbstwirksam und verlor meine Angst. Ich lernte, mein Üben immer genauer meinen Bedürfnissen anzupassen, und dies führte dazu, dass mein Rücken im Laufe der Zeit vollständig heilte.

Heute weiß ich, dass die Angst meine Heilung blockierte, denn Angst ist Stress, und in diesem Zustand des Geistes und des Nervensystems können Gewebe sich schlechter regenerieren und heilen. Die Erfahrung der Selbstwirksamkeit schuf dagegen die innere Ruhe, die die Voraussetzung für jede Form von Genesung ist.

Yoga als Mittel der Stressbewältigung

Ruhe im Geist entsteht dann, wenn wir zunächst akzeptieren, dass etwas in uns aus dem Gleichgewicht geraten ist, anstatt innerlich in den Widerstand zu gehen, weil wir gerade nicht mehr so funktionieren, wie wir es uns vorstellen und es von uns erwarten. Genau das versucht uns Yoga schon seit jeher ans Herz zu legen:

- Bleibe gleichmütig, egal, wie es dir (mit dir) geht!
- Nimm an, was ist!
- Bleib ruhig und erkenne, was getan werden muss bzw. was du brauchst, um wieder ins Gleichgewicht zu kommen.

Wenn wir lernen, Gelassenheit und Gleichmut zu entwickeln, dann versetzen wir uns in die Lage, in Ruhe zu überlegen bzw. uns zu erinnern, was uns aktuell guttun könnte, und können dann auf unsere Ressourcen zurückgreifen, also etwa Yogaübungen, die uns schon ein andermal gut geholfen haben. Eine Yogaübung ist damit also im Grunde genommen weniger als eine Therapie oder gar wie ein Medikament zu verstehen, sondern sie schafft dann, wenn unser Geist beruhigt und klar ist, die Voraussetzungen dafür, dass die Haltungen oder Atemübungen ihre Wirksamkeit entfalten können. Wie schon Pfarrer Kneipp bemerkte: »Oft konnte ich Menschen erst helfen, als ich Ordnung in ihre Seele brachte.«

Die Ordnung wird immer wieder aufs Neue gestört durch den alltäglichen Stress. Gestresst zu sein gehört in unserer Leistungsgesellschaft schon fast zum guten Ton, denn es gilt als ein Zeichen, dass man sich in jeder Hinsicht genügend anstrengt.

Allmählich zeigt sich jedoch mehr und mehr die Schattenseite dieser unsere Gesellschaften zutiefst beeinflussenden Einstellung. Laut der Weltgesundheitsorganisation WHO ist Stress die gefährlichste Epidemie des 21. Jahrhunderts und damit zu einem der bedeutendsten Probleme für unsere Gesunderhaltung geworden.

Wir bezeichnen Stress als ein Phänomen der Moderne, doch ist diese biologische Anpassungsreaktion so alt wie die Menschheit. Alle hatten und haben Stress, früher noch mehr als heute, und zwar früher in freier Wildbahn mehr existenziellen (lebensbedrohenden) biologischen Stress, denn alles Unbekannte, Neue, Ungewohnte, alles, was uns stört, irritiert und beunruhigt, macht uns Stress.

Heute erleben wir, obwohl die meisten Momente unseres

Lebens objektiv betrachtet eher stressfrei sind, oft innerlichen Dauerstress am Arbeitsplatz, etwa in Beziehungen oder durch den (vermeintlichen) Zwang, in immer weniger Zeit immer mehr schaffen zu müssen.

In unserer modernen Welt ist vieles nicht mehr direkt existenziell bedrohlich. Wir stressen uns eher dadurch, dass wir unangenehme Gedanken, Gefühle und Erinnerungen im Geist am Leben erhalten, denn evolutionär bedingt merken wir uns eher die unangenehmen, stressigen Erlebnisse und fokussieren uns eher auf die potentiellen Störungen als auf das Gelingende und Funktionierende.

Da die Reaktion auf diese Geisteshaltung immer unspezifisch ist, kann unser Körper und vor allem unser Nervensystem nicht von sich aus unterscheiden und bewerten, ob es etwas, das Stress auslöst, ernstnehmen muss oder eher nicht. Vor allem sollte uns klar sein, dass wir äußeren und inneren (psycho-sozialen) Stress als identisch erfahren und dass beides identische neurologische, hormonelle und immunologische Reaktionen hervorbringt.

Wenn wir nicht lernen, unser Stresserleben zu verstehen und zu kontrollieren, dann entfaltet der unbewusste und unterschwellige Dauerzustand, der durch Stress entsteht, seine zerstörerischen Wirkungen. Er schädigt unser Immunsystem, die Blutgefäße und das Herz und bewirkt kaum wahrnehmbare, aber auf die Dauer extrem schädliche Entzündungen. Wir erfahren uns als reizbar, unkonzentriert und vergesslich, schlafen schlecht und altern schneller.

Gustav Dobos, einer der Begründer der Mind-Body-Medizin in Deutschland, weiß aus seiner eigenen und seiner langjährigen klinischen Erfahrung, dass das Erlernen von Achtsamkeit, der Bewegungs- und Atemübungen des Yoga und der Meditation und das Einüben von Entspannungsmethoden sich positiv auf unser Nervensystem und die Selbstregulierungskräfte unseres Organismus auswirkt: Alle diese Methoden versteht er als wirkungsvolle Mittel, um Stress abzuwehren.

Yoga und die moderne Mind-Body-Medizin

Mind-Body-Medizin ist ein ganzheitlicher, teilweise auch naturheilkundlicher Ansatz, der »den Einfluss von Geist und Psyche auf den Körper nutzt, um gesundheitsförderndes Verhalten zu stärken«, so einer seiner Begründer Gustav Dobos.

In den Krankenhäusern und Reha-Kliniken, in denen eine entspannende, Stress reduzierende Yogapraxis und bestimmte Formen der Meditation wie Achtsamkeitsmeditation und Maitri (›Liebende-Güte‹) seit Jahren als begleitende, sogenannte adjuvante Therapie eingesetzt werden, konnte beobachtet werden, dass dadurch bereits mittelfristig folgende Krankheiten und Leiden günstig beeinflusst werden konnten:

- Rückenschmerzen,
- chronische Verspannungen der Schultern und des Nackens,
- Kopfschmerzen und Migräne,
- Bluthochdruck bzw. niedriger Blutdruck,
- Herzrasen,
- COPD (die »Chronic obstructive pulmonary Disease« bzw. chronisch obstruktive Lungenerkrankung, eine dauerhafte Verengung der Atemwege),
- Asthma,
- chronische Darmentzündung,

- Fibromyalgie (eine chronische Schmerzerkrankung),
- leichte bis mittelschwere Depression sowie
- Schlafstörungen.

Ayurveda und Yoga – ein bewährtes Gespann

Das Wort Ayurveda setzt sich zusammen aus »Ayus(r)« für Leben und Veda für Wissen, bedeutet also »Wissen vom Leben«. Schwerpunkte von Ayurveda sind die Gesundheitsvorsorge (Prävention) und die Therapie von Erkrankungen.

Ayurveda möchte uns die Kunst des Lebens lehren und uns Möglichkeiten zeigen, gesund, fit, leistungsfähig und zufrieden zu sein – und auch zu bleiben. Ayurveda beschreibt, wie Leiden und Krankheiten vermieden und wie Körper, Geist und Seele im Gleichgewicht gehalten werden können.

Grundlage der individuellen Gesundheitsvorsorge und Therapie im Ayurveda ist die Bestimmung der Konstitution (Prakriti) und eventuell vorhandener Störungen (Vikriti). Jeder Mensch ist hinsichtlich seiner Konstitution und den zugrundeliegenden Doshas (dazu unten mehr) und damit seiner Eigenschaften sowie hinsichtlich seiner Lebensumstände einzigartig. Er sollte deswegen seine Konstitution und damit seine ureigensten Eigenschaften kennen, um zu wissen, was ihm nützen oder was ihm schaden könnte.

Sehr vereinfachend könnte man sagen, dass diejenigen, bei denen Vata-Dosha oder das Element Wind dominant ist, geistig überaus beweglich sind, aber auch oft schnell nervös und unruhig werden. Wenn sie diesen Tendenzen nicht entgegenwirken, zeigen sich häufig unspezifische Schmerzen.

Ist Pitta-Dosha oder Feuer dominant, ist der Charakter ei-

Die drei Doshas

Vata-Dosha wird beschrieben mit den Eigenschaften der Elemente Raum und Wind. Vata ist dementsprechend leicht, beweglich, kalt, trocken, rau oder durchdringend.
Pitta-Dosha vereinigt die Eigenschaften der Elemente Feuer und etwas Wasser. Pitta ist daher heiß, flüssig, leicht ölig, sauer oder durchdringend.
Kapha-Dosha umfasst die Eigenschaften von Wasser und Erde, ist also schwer, kalt, feucht, schleimig, unbeweglich, aber auch süß und weich.
Wir verkörpern die Qualitäten der Doshas nicht nur hinsichtlich unseres Körperbaus und diverser körperlicher Funktionen, sondern werden auch in der Entwicklung unserer Persönlichkeit von ihnen bestimmt.

nes Menschen oft entsprechend hitzig. Diese Menschen sind oft sehr intensiv, sie brennen für ihre Projekte und Anliegen und müssen dabei aufpassen, dass sie ihre Grenzen respektieren. Tun sie das nicht, zeigt sich die ungebremste ›Hitze‹ oft in Form von Entzündungen.

Ist Kapha-Dosha oder Schleim dominant, gibt sich der Mensch eher ruhig bis phlegmatisch und träge. Diese Menschen gehen alles ruhig an und haben oft Mühe, überhaupt in die Gänge zu kommen. Wenn sie diesen Tendenzen nicht entgegenwirken, dann neigen sie zu allen gesundheitlichen Störungen, die mit Verschleimung zu tun haben, oder entwickeln Stoffwechselstörungen, die zu Übergewicht führen können.

In der Regel sind alle Doshas in uns aktiv, jedoch mit deutlichen Dominanzen, die ihrerseits die Neigung zeigen, sich im Laufe des Lebens zu verstärken. So wird ein Vata-Mensch immer deutlich einen Yogastil bevorzugen, der ihn in intensiver Bewegung hält, obwohl ein ruhiger Yin-Yoga oder ein eher statisch kraftvoller Yoga sein Dosha besser ausgleichen würde.

Ayurveda und Hatha-Yoga

Bereits im Altertum kam es zu einer intensiven Begegnung zwischen den beiden Systemen Ayurveda und Hatha-Yoga, die sich gegenseitig über Jahrhunderte hinweg intensiv ergänzten und befruchteten. So finden sich bei fast allen Beschreibungen der Körper- und Atemübungen des Hatha-Yoga Hinweise auf die Wirkungen einer solchen Übungspraxis bei bestimmten Erkrankungen bzw. Ungleichgewichten und Störungen in der Konstitution. Außerdem wurden Übungsprogramme entwickelt, deren Körper- und Atemübungen genau auf die jeweilige Konstitution ausgerichtet sind.

Für Menschen mit einem dominanten Kapha-Dosha führte Hatha-Yoga zusätzlich ein System von Sat-Kriya bzw. körperlichen Reinigungsübungen ein, die sein Verdauungsfeuer stärken und zunehmender Verschleimung entgegenwirken sollen. Viele dieser Übungen zeigen eine große Ähnlichkeit mit den Anwendungen der Reinigungen während einer Ayurvedakur.

Diese innige Verbindung war weitgehend in Vergessenheit geraten, als der Yoga in der westlichen Welt bekannt wurde. Erst in den letzten Jahren hat ein intensives Forschen über diese Zusammenhänge eingesetzt, und dies macht sehr viel Sinn, denn der Yoga wird heutzutage vermehrt als Mittel der Gesundheitsvorsorge und auch als Therapie eingesetzt.

Yoga als Teil unseres modernen Lifestyles

Yoga ist heute in der westlichen Welt in der Mitte der Gesellschaft angekommen. Keiner befürchtet mehr, dass man sich beim Yoga komisch verrenkt oder unnatürlich lange die Luft anhält, sich kasteit oder irgendwann zum Hinduismus übertreten muss.

Viele gehen in einen Yogakurs mit derselben Selbstverständlichkeit, mit der sie auch zum Sport gehen. In den letzten Jahrzehnten hat sich Yoga in den USA, Australien und Europa, teilweise aber auch in Asien, zu einer milliardenschweren Industrie gewandelt. Weltweit boomt der Markt der Yogaaccessoires (Matten, Hilfsmittel und vor allem Kleidung), der Retreats und der Yogaausbildungen.

Leider sind viele der weltweit angebotenen Ausbildungen hauptsächlich auf die Körperpraxis reduziert. Die Atemlehre des Yoga (Pranayama), Yogameditation und die allem zugrundeliegende Philosophie werden entweder nur gestreift oder fehlen ganz. Da »Yogalehrerin/Yogalehrer« keine geschützte Berufsbezeichnung ist, fehlt es sowohl an nationalen als auch an internationalen Qualitätsstandards.

Wer denkt, dass im Ursprungsland des Yoga alles seriöser, ursprünglicher oder spiritueller sei, wird dies bei einem Auf-

Was braucht man zum Yoga-Üben?

1. Einen Zeitrahmen, der in den Alltag passt und den man entspannt einhalten kann (z.B. jeden Morgen fünf bis zehn Sonnengrüße und fünf Minuten Meditation (= 10–12 Minuten).
2. Einen angenehmen Übungsplatz, am besten so, dass man ihn immer sieht und sich von ihm eingeladen fühlt.
3. Bequeme Übungskleidung (elastische Leggins, T-Shirt oder Sweatshirt), eventuell rutschfeste Socken.
4. Eine rutschfeste Yogamatte aus ökologischer Produktion (billige Matten haben oft lange Zeit unangenehme Ausdünstungen).
5. Eine Sitzhilfe. Probieren Sie aus, was sich gut für Sie anfühlt: Es gibt Meditationskissen in unterschiedlicher Höhe, Stärke und Form. Wenn Ihre Knie empfindlich sind, ist ein Sitzbänkchen hilfreich, eventuell auch ein flaches Kissen oder eine Schaumstoffplatte zum Unterlegen unter die Knie im Vierfüßlerstand.
6. Zwei Yoga Blöcke. Sie sind oft hilfreich zum Entlasten der Handgelenke und dienen als Abstandshalter zwischen Füßen und Knien. Außerdem können sie auch für Dehnlagerungen genutzt werden.
7. Eine Decke, um bei Entspannungsübungen und in der Meditation nicht auszukühlen.

Alles hält – bei guter Qualität – viele Jahre.

enthalt in Indien oder bei einer etwas genaueren Internetrecherche leider als Illusion erkennen müssen: Heutzutage ist Yoga auch in Indien teilweise kaum noch wiederzuerkennen.

Einige der bekanntesten Gurus haben Yoga dem Wellnessmarkt einverleibt, andere lehren Yoga im Rahmen milliardenschwerer Konzerne, die mit Ayurvedaprodukten, Kosmetik, abgepackten Nahrungsmitteln, Solartechnik, Energie und Infrastruktur ihr Geld machen und nebenbei noch Stadien gebaut haben, in denen Tausenden täglich Yoga und Meditation angeboten wird. Um sich einen guten Ruf zu erwerben, werden Yogaschulen gebaut und Yogauniversitäten gegründet, an denen mehr oder weniger seriöse Forschung betrieben wird.

Bereits schon seit dem Beginn des letzten Jahrhunderts hatte sich die Yogapraxis mit den neu aufkommenden Konzepten europäischer Gymnastik und Atemlehre verbunden. Doch auch die altindischen Ringer- und Kampfkünste gewannen an Einfluss: Dies ist noch gut erkennbar in einigen unserer heute besonders populären Asanas, wie z. B. den Kriegerhaltungen. Indien ist auch das einzige Land, in dem jährlich eine Yogaolympiade abgehalten wurde und auch noch wird.

Seit dem letzten Jahrhundert stehen damit auch in Indien für die Yogapraxis der Leistungsaspekt oder therapeutische Interessen im Vordergrund. Gerade in Bezug auf die therapeutischen und gesundheitsfördernden Wirkungen einer regelmäßigen Yogapraxis wurde in Lonlavla am Kaivalyadhama Institut, im Yogainstitut des weltberühmten Lehrers B. K. S. Iyengar und in Chennai im Krishnamacharya Yoga Mandiram Pionierarbeit geleistet. Besonders in diesem letztgenannten Institut entstand unter der Leitung von T. K. V. Desikachar eine Yogaausbildung, in der die Yogapraxis in direkten Bezug zu den grundlegenden Konzepten der Yogaphilosophie gebracht wurde. Sie setzte die Standards für viele der langjährigen Ausbildungen in Europa und Nordamerika, die heute mindestens einen Zeitrahmen von 500 Stunden umfassen. Kurse von

Übersicht über einige populäre Yogastile

Ashtanga-Yoga

Dies ist eine körperlich sehr dynamische Übungspraxis, die von Patthabi Jois in Mysore gelehrt wurde. Der Rhythmus des Atems führt die Übenden durch die Asanas, die dann in der Regel für fünf Atemzüge gehalten werden. Ihnen folgt oft ein überleitender Vinyasa bzw. Bewegungsablauf. Es gibt sogenannte geführte Klassen (led classes) und – besonders am Morgen angeboten – eine freie Praxis, die »Mysore« genannt wird. Hierbei üben alle Teilnehmenden nach ihren Möglichkeiten und werden vom Lehrenden individuell angeleitet. Die fließend ausgeführten Sequenzen werden zu Serien zusammengefasst, die aufeinander aufbauen und zunehmend komplexer und schwieriger werden. Jede Stunde endet mit einer Entspannungsphase.
Ashtanga-Yoga fördert sowohl Koordination als auch Kraft und Ausdauer, da der Ablauf der Serien immer gleichbleibt. In den letzten Jahren wurde der Übungsstil vielfach an die Möglichkeiten der Übenden angepasst, um dem Leistungsgedanken entgegenzuwirken und auf diese Weise die Verletzungsgefahr zu minimieren.

Iyengar-Yoga

Dieser von B. K. S. Iyengar entwickelte, sehr therapeutisch ausgerichtete Yogastil fördert und fordert eine sehr genaue Ausführung der jeweiligen Körperhaltung und eine exakte Ausrichtung der Gelenke. Damit die Asanas von allen akkurat geübt werden können, werden diverse Hilfsmittel wie

Decken, Gurte, Klötze, Stühle und Wandgurte genutzt. Für eine optimale Dehnung der Faszien und den Energiefluss im Körper werden die Asanas längere Zeit gehalten. Wer den Titel »Iyengar-Yoga-Lehrer« trägt, muss eine mehrjährige, auf anatomische Kenntnisse ausgerichtete Ausbildung durchlaufen.

Vini-Yoga
Auch der von Krishnamacharya, einem der wichtigsten Begründer des modernen Yoga, und vor allem seinem Sohn T. K. V. Desikachar entwickelte Vini-Yoga ist grundsätzlich therapeutisch ausgerichtet. Sein Grundsatz lautet, dass sich die Übungen dem Menschen anzupassen haben – und nicht der Mensch sich den Übungen anpassen soll. Die Asanas werden zumeist in individuellen Übungsprogrammen auf die Bedürfnisse der einzelnen Teilnehmenden ausgerichtet bzw. ihnen im Gruppenunterricht angepasst. Der Unterricht des Vini-Yoga ist nach präzisen methodisch-didaktischen Richtlinien aufgebaut, in der jedes Asana seine genaue Funktion hat, etwa um ein anderes Asana vorzubereiten, zu ergänzen, zu verstärken oder auszugleichen. In den so entstehenden Bewegungsabläufen werden Atem und Bewegung genau miteinander koordiniert, wobei der Atem in der Regel führt.

Sivananda-Yoga
Dieser von dem Arzt Sivananda entwickelte Yogastil beinhaltet nicht nur die Lehre der Asanas und Atemübungen, sondern setzt den Fokus außerdem besonders auf die Ent-

wicklung einer yogischen Lebensweise, zu der auch das Gebot einer vegetarischen Ernährung, gemeinsames Singen von Mantren und regelmäßiges Meditieren gehören. Typisch für diesen Stil ist die sogenannte Rishikesh-Reihe, die aus zwölf festgelegten Grundübungen und Atemtechniken besteht.

Anusara-Yoga

Anusara-Yoga ist ein noch relativ neuer, kraftvoller Yogastil, der sich aus dem Iyengar-Yoga entwickelt hat. Es wird großer Wert auf präzise Anweisungen sowohl für das Einnehmen einer Position als auch für das Herauskommen aus der jeweiligen Stellung gelegt. Der eher weniger spirituell ausgerichtete Anasura-Yoga orientiert sich an den Bedürfnissen des westlichen, meist sitzenden Menschen. Ziele sind die Kräftigung der Muskulatur und die Wiedererlangung einer guten Dehnfähigkeit. Asanas, Atemübungen und Entspannungsphasen sind aufeinander abgestimmt.

Yin-Yoga

Yin-Yoga ist ein sehr ruhiger, statischer und nach innen gerichteter Yogastil, der ebenfalls nur wenig spirituell ausgerichtet ist. Die Asanas werden längere Zeit gehalten. Dabei geht es weniger darum, etwas zu erreichen, als vielmehr zu erspüren, wo man festhält, und allmählich zu lernen, genau dort mit Hilfe der Atmung loszulassen. Das Üben wird unterstützt durch Hilfsmittel wie Polster und Decken. Die Übungen wirken insbesondere auf das vegetative Nervensystem ein und sollen helfen, zur Ruhe zu finden und zu entspannen. Dabei geschieht es ganz natürlich, dass sich allmählich die Bewegungsmöglichkeiten erweitern und dadurch Gelenke und Bandscheiben entlastet werden.

Yoga der Energie

Dieser ab den 1950er Jahren in Frankreich entwickelte Yogastil vereinigt alle Techniken des Hatha-Yoga: Körperhaltungen, Atemübungen, Mantras und Meditation. Der Fokus liegt gleichermaßen auf fließenden Bewegungsabläufen, wie auch auf dem Halten von Asanas, wobei der Energiefluss aktiviert und gelenkt wird. Im Fokus steht außerdem vor allem die äußerst genaue Synchronisierung von Atem und Bewegung. Durch stete Übung soll es zu einer Verfeinerung der Wahrnehmung des Körpers kommen, weil die Innenwahrnehmung bzw. die Propriozeption von Muskeln, Sehnen und Gelenken geschult wird. Auf diese Weise verbessert sich ganz natürlich auch die Konzentrationsfähigkeit und Präsenz des Einzelnen.

Flow-Yoga / Yoga Flow

Unter diesem Namen findet man eine Sammlung unterschiedlicher Yogastile, bei denen eine Haltung fließend in die nächste übergeht. Dabei sollen Bewegung und Atmung miteinander synchronisiert werden. Die »Flows« können eher dynamisch, meditativ oder kraftvoll ausgeführt werden. Die Übungen sollen Präsenz und Konzentration schulen, doch Ziel ist vor allem der Abbau von Stress und eine Erhöhung der Belastbarkeit sowie ein intensiveres Körpergefühl.

Yogalehrenden, die diesen hohen Qualitätsstandards entsprechen, werden inzwischen von den meisten Krankenkassen anerkannt und bezuschusst.

Dass der Yoga als Lifestyle sich weltweit in den letzten Jahrzehnten durchsetzen konnte und immer mehr an Verbreitung gewinnt, wird häufig beklagt, weil man fürchtet, dass seine eigentlichen Anliegen – Selbsterkenntnis, Bewusstseinsentwicklung und das Aufzeigen von Wegen aus dem Leid – auf diese Weise verflacht werden oder sogar ganz in Vergessenheit geraten könnten.

Wir können die zunehmende Popularität der Yogapraxis aber auch anders einschätzen, wenn wir bedenken, dass ihre vielen wohltuenden, gesundheitsfördernden und sogar heilsamen Wirkungen damit allen Menschen zugänglich gemacht worden sind: in jedem Fitnessclub, an jeder Volkshochschule, in (fast) jeder Wellnesseinrichtung und in fast jedem Feriendorf ist Yoga heute ein ganz selbstverständlicher Bestandteil des Angebots.

Dadurch ist das Angebot inzwischen jedoch nicht nur für Laien, sondern auch für Yogalehrende unübersichtlich geworden. Ständig entstehen neue Yogarichtungen und Übungsstile. Yoga versteht sich selbst ja als ein offenes, sich immer weiter entwickelndes System, das Wert darauf legt, sich immer wieder an die aktuellen Bedürfnisse der Übenden anzupassen. Die vorangegangene Auflistung kann deswegen nur eine ungefähre Übersicht über die populärsten Strömungen geben.

Alle hier genannten Yogastile sind auf der Grundlage der Konzepte und Methoden des Hatha-Yoga entwickelt worden. Da die Begriffe heutzutage oft sehr ungenau benutzt werden, hilft es, sich zu merken, dass Hatha-Yoga das große, umfassende

Dach bildet, unter dem alle hier aufgeführten Stile – und noch viele mehr wie Jivanmukti-Yoga, Acro-Yoga, Faszien-Yoga, Medical-Yoga, Anusara-Yoga, Kundalini-Yoga oder Schwangeren-Yoga – ihren Platz finden!

Wohin entwickelt sich Yoga?

Yoga gehört wie Gymnastik, Sport oder Joggen zu unserem modernen Leben. Es ist jedoch zu hoffen, dass die Vielfalt seiner Potentiale noch mehr erkannt wird. Im Gegensatz zu fast allen anderen ganzheitlichen Ansätzen der Gesundheitsvorsorge und Therapie zielt Yoga mit der Geistesschulung und vor allem der Meditation noch viel mehr auf ein stabiles Gleichgewicht unserer mentalen und emotionalen Befindlichkeit ab. Und genau aus diesem Grund wird Yoga für viele Menschen immer unverzichtbarer.

Die Tatsache, dass viele Menschen Yoga inzwischen seit Jahrzehnten praktizieren, lässt erkennen, dass es nicht das Ziel einer Form von Übungspraxis sein kann, dass man immer komplexere und schwierigere Asanas übt. Das wird zum einen mit zunehmendem Alter schwieriger und ist, wenn sich gewisse Abnutzungserscheinungen an den Gelenken zeigen, auch nicht förderlich. Zum anderen wird es schnell schlicht langweilig, sich immer nur mit der Perfektionierung von Asana zu beschäftigen: Wenn es nur um Selbstoptimierung geht, fehlt der Praxis die Tiefe.

Deshalb stellen Yogalehrende, die wie ich schon jahrzehntelang unterrichten, fest, dass es ein zunehmendes Interesse an der Beschäftigung mit dem Atem gibt und dass immer mehr Menschen Meditationstechniken erlernen wollen.

In der indischen Kultur und im Ayurveda wird empfohlen, dass man sich in jüngeren Jahren um das Erlernen der Asanas und Bewegungsabläufe kümmert, sich dann mehr den stoffwechselaktivierenden und/oder beruhigenden Atemübungen widmet und sich später im Laufe der Jahre immer mehr der Meditation zuwendet. Sie wird als die einzig wirksame Methode angesehen, um Frieden mit der eigenen Vergänglichkeit zu machen und sich mental darauf vorzubereiten, dass unser Leben endlich ist. Dieses sinnvolle Vorgehen trifft auch im Westen zunehmend auf offene Ohren und beeinflusst so auch die Inhalte der Yogaklassen.

Es ist noch gar nicht so lange her, da bedeutete es, yogagemäß zu leben, dass man vegetarisch lebte, keinen Alkohol und keine Drogen zu sich nahm und sich irgendwie alternativ kleidete. Heute sind viele der jüngeren Yoginis und Yogis radikale Veganer, die eine machtvolle Industrie für Nahrungsergänzungsmittel am Laufen halten und die viel Geld für richtig hippe Matten und coole Yogakleidung ausgeben.

Beide Szenen mischen sich naturgemäß. Dazu ist seit Corona noch eine weitere Gruppe gestoßen, die vorher noch nicht so im Bewusstsein der Öffentlichkeit war, und zwar die Querdenker jeglicher Couleur.

Das Weltbild und das Demokratieverständnis moderner Yoginis und Yogis

Es zeigte sich trotz der offensichtlichen Auswirkungen der Pandemie, dass es in der Yogaszene doch viele Menschen gab, die fest davon überzeugt waren, dass Corona kein Thema für sie sei – sie also, weil sie Yoga übten, nicht gefährdet seien, sich anzustecken. Folglich waren unter den Yogaübenden auch Impfgegner und -gegnerinnen zahlreich vertreten.

Die vielen Diskussionen, die zu dieser Zeit in der Yogaszene geführt wurden, machten deutlich, dass sich viele Übende nicht für Politik interessierten, keine Zeitung lasen, keine politischen Sendungen im Fernsehen sahen und ganz grundsätzlich den Medien misstrauten. Dazu gesellte sich häufig auch noch eine heftige Skepsis gegen »die« Wissenschaftler, wie etwa Virologen. Die Unsicherheit und Angst, die Anfang 2020 und in der folgenden Zeit uns mehr oder weniger alle ergriff, führte dazu, dass man gerade in Yogakreisen dazu neigte, kleine Paralleluniversen zu erschaffen, in der sich bestimmte Meinungen und Dogmen verdichten und verhärten konnten. Das führte dazu, dass der kollegiale Austausch vielfach zum Erliegen kam, weil die Meinungsdifferenzen unüberbrückbar schienen.

In dieser schwierigen und heiklen Situation gründeten Sukadev Bretz, der Chef des Yogaveranstalters Yoga Vidya, und Henrike Fröchling, die Begründerin der Internetplattform Yogaeasy, die Initiative »Yoga for Democracy«, in der mehrere namhafte Yogalehrende sich sehr klar und reflektiert für die Werte unserer pluralistischen Gesellschaft und der Demokratie einsetzten.

Heute – nach dem Abklingen der Pandemie und dem Verschwinden von Querdenker-Demos – fließt bei den Übenden und Lehrenden wieder viel von der dadurch frei gewordenen Energie in den Umweltschutz und den Schutz des Klimas.

Doch gibt es ein neues Thema, das leidenschaftlich diskutiert wird: Stellt das Üben und Lehren von Yoga in der westlichen Welt einen Akt kultureller Aneignung dar?

Ist Yoga im Westen »kulturelle Aneignung« – oder gehört der Yoga allen?

Die US-Juristin Susan Scafidi definiert die Cultural Appropriation, »wenn sich eine Kultur an den Artefakten einer anderen Kultur bedient und sie entwertet, um daraus Profit zu ziehen und diesen der anderen Kultur vorenthält«.

Damit stellte sich fast automatisch die Frage, wem der Yoga gehört und ob es überhaupt möglich ist, dass seine Lehren und Methoden von irgendeiner Gruppe oder einem Land als Eigentum ausgegeben werden.

Dabei ist zu bedenken: Yoga ist in Indien im Laufe von mehreren Jahrtausenden entstanden und war immer vielen unterschiedlichen Einflüssen, wie zum Beispiel denen des Buddhismus oder dem westlichen Verständnis von Forschung (Indologie) und Medizin, ausgesetzt.

Die Erforschung der Quellentexte macht außerdem deutlich, dass es so gut wie nie *einen* Autor gibt, sondern dass zu den meisten Texten über die Jahrhunderte hinweg Kommentare verfertigt wurden, die dann dem ursprünglichen Textkorpus ohne Kennzeichnung einverleibt wurden. Die Yogatexte haben also oft keine genau zu benennenden Autoren, und manche von ihnen gelten sogar als von Gott geoffenbart und von den Menschen lediglich aufgeschrieben.

In unserer modernen Zeit findet man eine Vielzahl an Interpretationen dieser Texte, die, da sie aus teilweise sehr unterschiedlich ausgerichteten Traditionen stammen, oft sehr unterschiedlich und teilweise sogar gegensätzlich sind. Über alles das regt sich in Indien niemand auf.

Einer der Gründe dafür liegt darin, dass Yoga als System sich immer als offen verstanden hat. Und deshalb können wir heute die Upanishaden und die Bhagavadgita als tiefgründige Coaching-Texte und das Yoga-Sutra als einen Text der Seins- und Erkenntnislehre verstehen, denn bei allen diesen Schriften steht der Mensch an sich mit seinem Geist, seinen Gefühlen, seinen Prägungen und den aus diesen erwachsenden Problemen im Mittelpunkt.

Dabei wurde nie diskutiert oder auch nur als wichtig erachtet, welchem Glauben, welcher Volksgruppe oder welcher Kultur dieser Mensch angehört. Der Ansatz aller Yogawege lautet, dass Menschen, bedingt durch ihr Gewordensein, Leid erfahren und dass sie erkennen, was das Leid verursacht und wie dies Leid aufgelöst werden kann.

T. K. V. Desikachar, Sohn des Begründers des modernen Yoga, betonte immer wieder, dass Yoga die Wissenschaft vom Menschen sei und dass sein Wissen nicht nur allen Menschen zugänglich sein müsste, sondern auch allen Menschen gehöre.

Wenn das Leid eines Menschen sich daran zeigt, dass ihm der Rücken weh tut, weil er so unter Arbeitsdruck leidet, dann soll der Yoga ihm helfen, seinen Rücken zu kräftigen und zu entspannen und besser mit dem unvermeidlichen Stress klarzukommen. Wenn jemand Leid erfährt, weil er immer unruhig, nervös und ängstlich ist, dann soll ihm der Yoga mit erdenden Körperübungen, Atemtechniken und der Meditation helfen, seinen Geist zu beruhigen und zu stabilisieren. Leid ist Leid – und alle Menschen erfahren Leid. So wie die Sonne auf alle scheint, unabhängig welcher Kultur sie angehören, soll das reiche und bewährte Erfahrungswissen des Yoga allen Menschen gleichermaßen dienen.

Wenn wir im Yoga die Hände vor der Brust aneinanderlegen und unser Gegenüber mit einem »Namasté« grüßen, ist es natürlich schön, wenn wir dabei wissen, dass dieser Gruß meint: »Das Höchste in mir grüßt das Höchste in Dir!« Aber auch ohne dieses Wissen drückt diese Art des Grüßens Respekt und Wertschätzung aus.

Wenn die Sorge, etwas falsch zu verstehen und damit Menschen der indischen Kultur zu kränken, bedeutet, die eigene Praxis oder das Unterrichten zu beenden, ist das mehr als schade.

In einer Sendung der Reihe *Sternstunden* des Schweizer Fernsehens SRF bemerkte der indischstämmige Religionswissenschaftler Vanamali Gunturu, dass in Patanjalis Yoga-Sutra ein Vers explizit darauf hinweist, dass Yoga unabhängig von Rasse, Land, Kultur, Zeit und historischen Umständen geübt werden darf. »Das yogische Wissen ist etwas, das Raum und Zeit transzendiert, ewige Wahrheiten für alle Menschen« erklärte er und fasste zusammen: »Es ist Unsinn, dass nur die Inder Yoga üben sollen.«

Diese Einstellung zeigt sich auch in der Tatsache, dass es in Indien neuerdings den Posten eines Yogaministers gibt. Der Aufgabenbereich dieses Ministers, aktuell Shripad Yesso Naik, umfasst die Mission, Yoga und Ayurveda als indisches Kulturgut in die Welt zu tragen und zu verbreiten.

Es bleibt also zu hoffen, dass die Debatte in einiger Zeit wieder abklingen wird und wir in Ruhe weiter Yoga üben können – zu unserem Wohl und zum Wohle aller Wesen.

Lektüretipps

Bäumer, Bettina: Vijnãna Bhairava. 112 Weisen der mystischen Erfahrung im Shivaismus von Kaschmir. Frankfurt a. M. 2010.

– / Deshpande, P. Y.: Patanjali. Die Wurzeln des Yoga. 8. Auflage, München 2010.

BDYoga (Hrsg.): Der Weg des Yoga. Handbuch für Übende und Lehrende. Petersberg 2024.

Desikachar, T. K. V.: Über Freiheit und Meditation. Das Yoga Sutra des Patanjali. Petersberg 2023.

Easwaran, Eknath: Die Bhagavadgita. München 2012.

Easwaran, Eknath: Die Upanishaden. München 2008.

Glet, Beate / Trökes, Anna: Hatha Yoga Pradipika. Berlin 2006.

Gunturu, Vanamali: Hinduismus. Die großen Religionen Indiens. München 2000.

Huchzermeyer, Wilfried: Das Yoga-Lexikon. Karlsruhe 2010.

Singleton, Mark: Yoga Body. The Origins of Modern Posture Practice. New York 2010.

Skuban, Ralph: Atmen. München 2022.

Sriram, R.: Patañjali. Das Yogasutra. Berlin 2006

Steiner, Ronald: Der Yoga Doc. München 2019.

Trökes, Anna: Das große Buch vom Yoga. München 2010.

– / Knothe, Bettina: Neuro Yoga. Wie die alte Weisheitspraxis auf unser Gehirn wirkt. München 2014.

– Die kleine Yoga-Philosophie. München 2021.

– Yogameditation für Anfänger. Petersberg 2021.

Zeitschriften

Yoga aktuell
Yogaworld Journal

Webseiten

BDYoga – Berufsverband der Yogalehrenden in Deutschland – www.yoga.de
BYO – Berufsverband der Yogalehrenden in Österreich – www.yoga.at
Yoga Schweiz – Berufsverband der Yogalehrenden in der Schweiz – www.yoga.ch
Iyengar-Yoga – www.iyengar-yoga-deutschland.de
Infos über die Autorin: www.prana-yogaschule.de

»Als Coach und Trainerin bin ich der tiefen Überzeugung, dass wir Einfluss nehmen können auf unsere Ressourcen, auf die äußeren und inneren Möglichkeiten, mit belastenden Situationen besser umzugehen, dass wir resilienter werden können.«

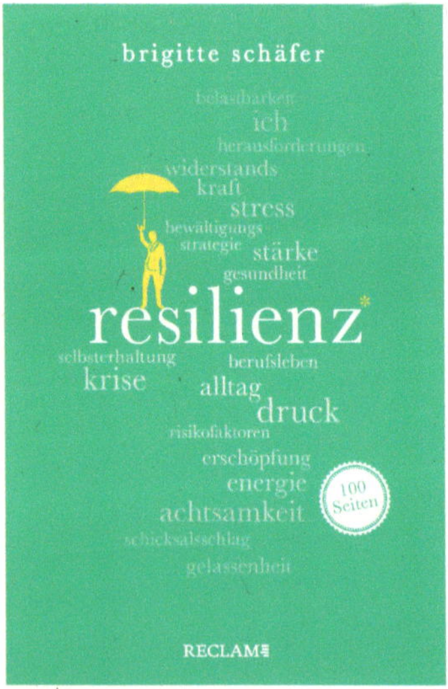

Brigitte Schäfer
Resilienz. 100 Seiten
100 S. · 3 Abb. und Infografiken
Broschiert
11,4 × 17 cm
ISBN 978-3-15-020424-5

RECLAM www.reclam.de

»Was den Buddhismus in Asien wirklich prägt, tritt hierzulande oft in den Hintergrund.«

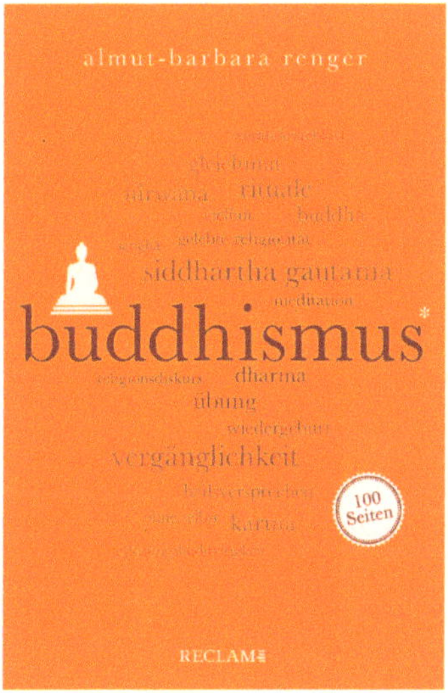

Almut-Barbara Renger
Buddhismus. 100 Seiten
100 S. · 10 Abb. und Infografiken
Broschiert
11,4 × 17 cm
ISBN 978-3-15-020438-2

RECLAM www.reclam.de

mafia

karl marx

loriot

star wars

asterix

gehirn

Die drei ???®

stephen king

reclam.
100 seiten

resilienz

antike

reinhard mey

susan sontag

feminismus

depression

biodiversität

Für mehr Informationen zur 100-Seiten-Reihe:
www.reclam.de/100Seiten